U0321066

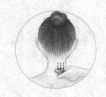

糖尿病

怎么吃怎么治怎么养

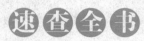

张明◎编著

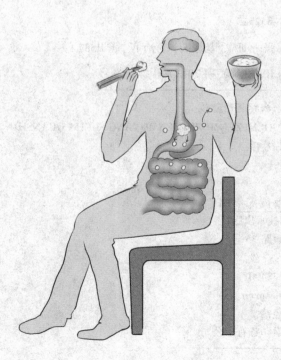

天津出版传媒集团

天津科学技术出版社

图书在版编目（CIP）数据

糖尿病怎么吃怎么治怎么养速查全书 / 张明编著 . —天津：天津科学技术出版社，2013.11
（2022.3 重印）

ISBN 978-7-5308-8525-3

Ⅰ.①糖… Ⅱ.①张… Ⅲ.①糖尿病—防治 Ⅳ.① R587.1

中国版本图书馆 CIP 数据核字（2013）第 275859 号

糖尿病怎么吃怎么治怎么养速查全书
TANGNIAOBING ZENMOCHI ZENMOZHI ZENMOYANG SUCHA QUANSHU
策划编辑：刘丽燕　张　萍
责任编辑：孟祥刚
责任印制：兰　毅
出　　版：天津出版传媒集团
　　　　　天津科学技术出版社
地　　址：天津市西康路 35 号
邮　　编：300051
电　　话：（022）23332490
网　　址：www.tjkjcbs.com.cn
发　　行：新华书店经销
印　　刷：北京德富泰印务有限公司

开本 720×1 020　1/16　印张 16　字数 310 000
2022 年 3 月第 1 版第 2 次印刷
定价：58.00 元

序 言

　　据统计，截至 2021 年，全球约有 5.37 亿糖尿病患者。中国糖尿病患病人数逐年增加，其中 2021 年中国糖尿病患病人数约为 136.8 万人，同比增长 2.8%。无论是在人数还是增长速度上都居全球首位。为什么我国糖尿病的人数会如此激增呢？原因在于不良的饮食及生活习惯。饮食不规律、运动不足、过度肥胖等，都会造成人们的健康状况日益恶化。

　　就糖尿病本身而言，它在某种程度上也带有很大的不确定因素。比如：当被医生诊断患上糖尿病时，许多人表现出的是不可思议。因为对于患者来讲，他们在身体上常常感觉不出任何不适感。正是因为糖尿病"悄无声息"的这一特点，许多患者直到进入一个病情急速恶化的阶段，才开始诊治和采取措施。事实上，在日常生活当中，真正由于糖尿病本身走向死亡的病例少之又少。但是，为什么全世界范围内糖尿病总是和"死亡"这个词紧密相连呢？真正的原因就在于糖尿病所带来的一系列并发症。如果能够在糖尿病初期就做到对并发症的预防，那么对于糖尿病就能够实现可防可控。

　　本书详细介绍了糖尿病的发病机制，包括糖尿病的来龙去脉、病理原因、分类和影响等，帮助糖尿病患者早发现、早治疗；同时分门别类地介绍了糖尿病防治知识、食物交换份法和最佳的饮食处方，帮助糖友合理安排餐次、选择最佳食物和最佳的烹调方式、轻松应对特殊的就餐状态；此外，还教给糖尿病患者养成正确的生活习惯，改掉生活中的小毛病，适当运动，增强体质。讲解和分析通俗易懂，治疗方法简单易行、实用有效，内容分类清晰，即学即用，可第一时间解决糖尿病患者的健康疑惑，随时随地指导患者的日常生活，帮助患者早日摆脱病症的折磨。

使用说明

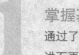

1 掌握基础

通过了解糖尿病的病理病因，掌握必要的基础知识，进而更深刻地探究防治疾病的方法。

标识
每一个标识都涵盖了这一章的主要内容，具有代表性。

提 要
该部分是对疾病的大致解说，清晰明了地给出了该主题的主要内容。

概 念
此处列出了患者在糖尿病的治疗过程中可能会接触到的专有名词，并一一做出了简略解释。

内文
紧密结合每一个知识点，作为每一个小节的中心内容具有专业性。人性化的语言将医学的专业知识简单化、通俗化。

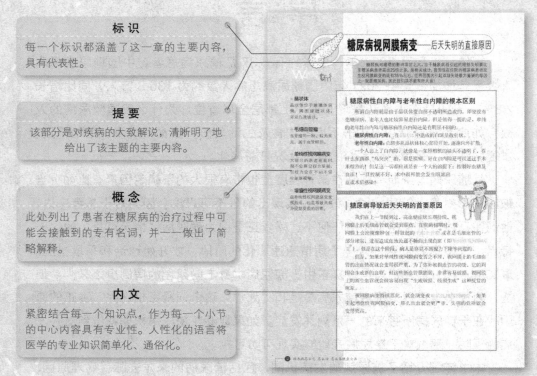

2 三大治疗方法

通过对"饮食疗法""运动疗法""中医疗法"的详细解说，使读者在配合医生的同时，掌握行之有效的自我防治方法。

I 饮食疗法

营养元素介绍
将营养成分按照摄取量的多少进行分类，使读者更清楚地掌握疾病的潜在原因。

各种食物的营养素含量
该营养物质在每一种蔬菜中所占的比例，为糖尿病患者制订食谱提供了具体的参考。

掌握基础+三大治疗方法+特别版块

我们在本书中特别设计了阅读导航这个单元，对内文中各个部分的功能以及特点逐一做出说明。衷心希望可以为您在阅读本书时提供最大的帮助。

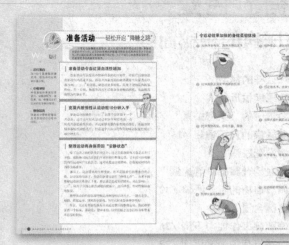

II 运动疗法

疾病总述

无论是室内运动，还是户外活动，每一种运动方式都配以细致的步骤讲解，为各年龄层的糖尿病患者提供相应的选择。

III 中医疗法

验 方

20余种验方药膳，全方位阐释中医精髓，按照不同的糖尿病并发症，为患者提供更多的治疗方法。

草药圆盘图

将各类中医古籍中的药方以图解方式呈现在读者面前，为患者购买药物时提供指导。

热量数值

在药膳中加入每种食材的热量数值，为糖尿病患者的每日饮食提供参考。

3 特别版块

在每个验方药膳中，我们都选取了一种食物或是药材，不仅针对它的药理药性进行说明，而且还给出了临床治疗糖尿病时的科学实验数据。

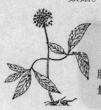

田三七又称田七，素有"金不换""南国神草"之美誉。具有止血散瘀，消肿定痛的功效。糖尿病模型动物小白鼠食用三七提取物A－J后，发现其肝糖原含量升高，有降低葡萄糖性高血糖的倾向。

第一章 谈"糖"色变

揭开糖尿病的神秘面纱

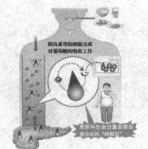

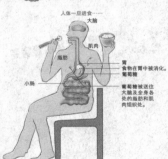

第二章 认识糖尿病的类型

了解多一点儿，保护多一点儿

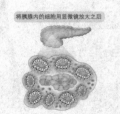

第三章 糖尿病的诊断基准

化验单中隐藏的健康秘密

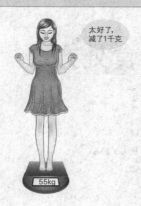

太好了，
减了1千克

55kg

第四章　食品交换表

卸去糖尿病患者的饮食束缚

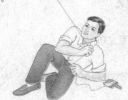

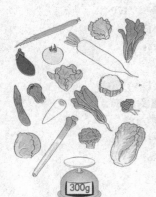

300g

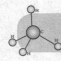

第五章　糖尿病患者的饮食处方

营养均衡就是最佳饮食

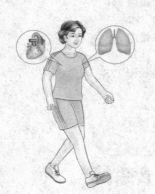

第六章　糖尿病患者的运动处方

战胜糖尿病的忠实战友

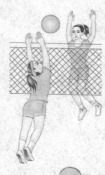

第七章　糖尿病患者的中医处方

经络养生，汉方药膳

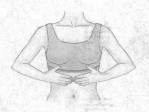

第八章　我与糖尿病和平共处

阳光心态是健康生活的开始

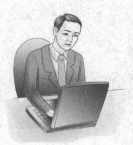

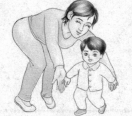

第一章

谈『糖』色变

揭开糖尿病的神秘面纱

年过四十，体重异常、口渴乏力，您的健康是不是已经亮起了红灯？糖尿病，这个二十一世纪的『健康杀手』，是否已经悄悄地接近了您？持续的高血糖，数不清的检查项目，不仅为您的生活带来了诸多不便，而且也给身心造成了过度负担！但是，糖尿病究竟为什么会找上我们呢？

糖尿病又称『富贵病』『国民病』，主要的特点是『三多一少』症状明显。它的主要并发症有：视网膜病变、糖尿病肾病、脑血管病变等。严重时可导致昏迷，甚至死亡。所以防治和治疗糖尿病并发症迫在眉睫！

在本章，我们不仅向您逐步讲解糖尿病的发病机理，而且还介绍了各类并发症的防治方法和治疗手段。

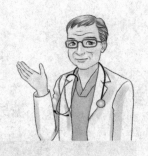

Chapter 01

本章看点

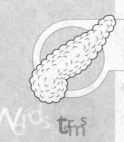

糖尿病是什么样的病

intro.

所谓糖尿病，简单地说就是由于患者体内的胰岛素分泌绝对或相对不足，对糖类的利用能力减低，而造成血糖过高，尿中有糖的现象。它的发病主要是由于遗传、免疫功能紊乱等原因所致。**糖尿病患者"三多一少"的症状较明显，即多食、多饮、多尿、消瘦。**

胰岛素
胰岛素是从胰腺中分泌出来的，它是一种激素，由51种氨基酸组成。

肾糖阈
尿中开始出现葡萄糖时的最低血糖浓度，称为肾糖阈。

尿糖
尿糖是指尿中的糖分，主要是指尿中的葡萄糖。

肾小球
肾小球为血液的过滤装置，由内皮细胞层、基膜层、肾小囊上皮细胞层组成。

肾小管
它分布的位置一般在近球小管、髓袢细段和远球小管中。

糖尿病的发病原因

追究起糖尿病的病因，主要是由于胰脏分泌胰岛素①绝对或相对不足，或是胰岛素无法正常发挥它的功能所致。

每当人体进食之后，血液中的葡萄糖浓度（即血糖浓度）都会随之升高，但由于糖尿病患者无法正常分泌胰岛素，或外周围组织对胰岛素抵抗，以致细胞不能有效运用葡萄糖，而使葡萄糖滞积在血液中，此时血糖浓度必然激增。而在正常状况下，尿中应该没有葡萄糖，但若血糖浓度太高，超出肾糖阈②，肾脏则无法有效地将葡萄糖再吸收，便会有尿糖③的情形产生。这也就是"糖尿病"的由来。

从"三多一少"中直观看糖尿病

① 多食

由于大量尿糖丢失，机体处于半饥饿状态，能量缺乏，所以需要立即补充，这时候就会引起食欲亢进，食量增加。

② 多饮

因为尿的增多，所以身体内的水分大部分流失。这就直接刺激到了口渴中枢，出现饮水量和饮水次数都增多的现象。

③ 多尿

尿量增多，排尿次数也随之增多。糖尿病人血糖浓度增高，但是体内的葡萄糖却不能被充分利用，特别是经肾小球④滤出后又不能被肾小管⑤重新吸收，以至于形成高渗透性利尿。血糖越高，排出的尿糖就越多，因此尿量也就多起来了。

④ 消瘦

由于身体内的葡萄糖不能被充分吸收，因此只能靠脂肪和蛋白质分解来补充能量和热量。其直接后果就是体内的碳水化合物、脂肪及蛋白质被大量消耗，再加上水分的丢失，因此病人体重减轻、身体愈发消瘦。

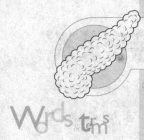

这些人离糖尿病很近

intro.

中国人在糖尿病方面的遗传易感性比较强。根据流行病学的调查结果，在新加坡、马来西亚、毛里求斯、美国、加拿大，以及我国香港这些比较发达的国家和地区，华人患糖尿病的概率已经达到10%~15%，几乎达到或者超过了其他人种患糖尿病的水平。

Words & terms

❶ 家族史阳性

即直系亲属中有患糖尿病的人。

❷ 尿糖阳性

如果血糖值超过160~180mg/dL时，糖才能较多地从尿中排出，形成尿糖，即尿糖呈阳性。

为什么糖尿病人越来越多

① 物质条件

在经济状况迅速改善的条件下，面对各种美味食物，大多数国人随意吃喝，为引发糖尿病埋下了很深的隐患。

② 不良的生活习惯

不科学、不健康的生活方式导致糖尿病患病率上升。有些人的自我保健意识和保健知识的匮乏，如大吃大喝，运动量太少等，都是患糖尿病的直接原因。

③ 高强度的工作压力

快速的生活节奏，生活压力导致的情绪的紧张焦虑，也会诱发糖尿病。

哪些人更易诱发糖尿病

糖尿病分为原发性糖尿病和继发性糖尿病两大类。而在原发性糖尿病中又以1型糖尿病和2型糖尿病为主。

• 1型糖尿病的高发人群

1型糖尿病多见于儿童和青少年中，因此又被称为"青年型糖尿病"。但也可能发生在人一生中的各个年龄段，**尤其在女性更年期阶段极为常见**。1型糖尿病的高危人群是指家族史阳性❶，具有某种遗传标志和免疫学标志的人群。

• 2型糖尿病的高发人群

45岁以上人群是2型糖尿病的高危人群。除此之外，肥胖者、曾有过高血糖或尿糖阳性❷者、生过4千克以上的巨大胎儿者都是极易诱发2型糖尿病的高危人群。

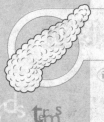

糖尿病和血糖值的"亲密关系"

intro. 随着糖尿病患病人数的急剧增加，"国民病""富贵病"这些名词也变得不再陌生了。但是无论是对于糖尿病确诊患者还是疑似患者，我们不仅要正确地认识它，更重要的是要去理解为什么血糖升高会引发糖尿病。

血糖的产生

我们人体的生命活动主要是以血液中的葡萄糖（即血糖）作为能量来源的。它是由人体从食物中摄取的碳水化合物 ① （即糖类化合物）转化而成的。因此，在进食后不久，碳水化合物就进入血液中，作为能量被加以利用而逐渐减少。所以在每次进食后，它都会经历一个上升且再次下降的过程。由于血糖是由碳水化合物转化而成的，所以血液中表示血糖量的血糖值也会在一定的范围内上下波动。

糖尿病患者的血糖值

健康人的血糖值 ② 在进食前最低可达到70mg/dL，进食后最高也不足140mg/dL，并在此范围内上下波动。但是，糖尿病患者却大不相同了，轻度糖尿病患者在饭前可达到120~130mg/dL，饭后可上升到200mg/dL左右。重症患者空腹时最低也达到200mg/dL，进食后，最高可超过300mg/dL。

恰当的血糖浓度是身体健康的保护盾

• 糖分是身体必不可少的营养物

我们日常生活中所消耗的能量都是由食物转化成单糖 ③ 后，随着血液被运送到全身细胞所得来的。如果一时消耗不了，则会以糖原 ④ 的形式存储在肝脏和肌肉中。但是肝脏的存储空间是有限的，一旦出现"饱和"的状态就会自动转化成脂肪。

• 糖分为身体提供能量保证

存储在人体内的肝糖 ⑤ 是维持血糖正常浓度的基础。人体在剧烈活动之后，或是在空腹情况下，肝糖会自动分解为细胞提供能量。不仅如此，如果肝糖不够的话，脂肪中的甘油 ⑥ 成分也可通过氧化产生能量。

• 神经细胞靠糖类维持生存

人类的大脑和神经细胞 ⑦ 都必须依靠糖类来维持基本生存。如果糖类不充足，人体甚至会自动分泌激素摧毁某些肌肉组织，从而达到将蛋白质转化为糖类的目的。

---

① 碳水化合物
碳水化合物亦称糖类化合物，是自然界存在最多、分布最广的一类重要的有机化合物。

② 血糖值
血糖是一种存在于血液中的葡萄糖，血糖值即葡萄糖在血液中的浓度。

③ 单糖
单糖就是不能再水解的糖类，是构成各种二糖和多糖分子的基本单位。

④ 糖原
是糖在人体中的主要贮存形式。在肝脏和肌肉中贮存较多，分别称为肝糖原和肌糖原。

⑤ 肝糖
一种多糖，又称肝淀粉、糖原。

⑥ 甘油
甘油是三酰甘油分子的骨架成分。能水解成甘油和脂肪酸。

⑦ 神经细胞
神经系统的细胞主要由神经元和神经胶质细胞组成。

尿糖的产生
了解糖尿病的病理

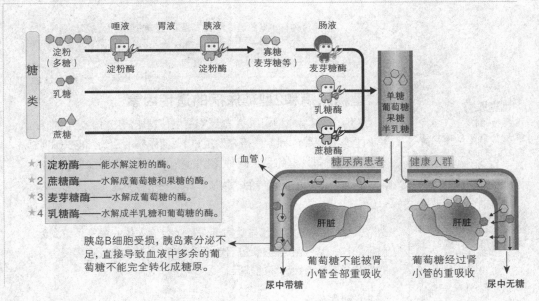

★1 **淀粉酶**——能水解淀粉的酶。
★2 **蔗糖酶**——水解成葡萄糖和果糖的酶。
★3 **麦芽糖酶**——水解成葡萄糖的酶。
★4 **乳糖酶**——水解成半乳糖和葡萄糖的酶。

胰岛B细胞受损，胰岛素分泌不足，直接导致血液中多余的葡萄糖不能完全转化成糖原。

糖尿病患者
居高不下的血糖值

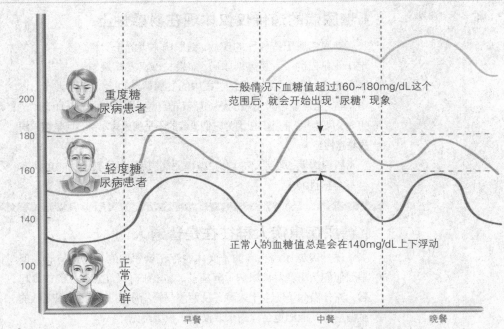

一般情况下血糖值超过160~180mg/dL这个范围后，就会开始出现"尿糖"现象

正常人的血糖值总是会在140mg/dL上下浮动

注：一般人的血糖在三餐过后，都会出现一次急速的升高，但是随着葡萄糖的转化，各大器官对它的吸收和利用，血糖又会开始逐渐下降。但是，糖尿病患者却不被这个"规律"所左右，一旦血糖升高，是怎么也不会下降到正常值范围内的。

遗传不是糖尿病的直接诱因

intro.

糖尿病具有明显的遗传性(尤其是2型糖尿病患者)。经专家研究发现，如果父母双方都患有糖尿病，那么其子女患病的概率将是普通人的15~20倍。

❶1型糖尿病
1型糖尿病是由于免疫系统发育不良或免疫应激引发的糖尿病。

❷2型糖尿病
2型糖尿病和1型糖尿病一样，也是由于遗传因素和环境因素长期共同作用而导致的。不过，2型糖尿病的遗传性更强，发病的机制也更复杂（具体请见P50）。

❸胰岛
是胰的内分泌部分，它由许多大小形状不定的细胞团组成，分布在胰的各处。

1型糖尿病和2型糖尿病的遗传因素

1型糖尿病❶和2型糖尿病❷都属于原发性糖尿病。并且它们的发病均会涉及遗传的因素。研究发现，2型糖尿病的遗传倾向更加明显。不过值得一提的是，两种类型的糖尿病虽然在叫法上略有相同，但是在人体内所遗传的"物质"却大不一样。

•1型糖尿病
人体内部的胰岛❸容易受病毒侵害，致使人体的免疫系统受到破坏，这一基因就会遗传给后代。即遗传的是胰岛遭受病毒侵害，并发生自身免疫性破坏的基因。

•2型糖尿病
遗传的是容易肥胖、胰岛素分泌不足、利用率下降的基因。

糖尿病的遗传仅仅体现在易感性上

糖尿病属于遗传性的疾病，糖尿病患者的子女肯定比正常人的子女易患糖尿病。如果父母双方都是糖尿病患者，那么子女在成长过程中的发病概率也会比普通人高出15倍左右。虽然遗传对发病的影响略高于环境，但是这并不是印证"龙生龙，凤生凤"的道理! 因为它们遗传的不是糖尿病本身，而是糖尿病的易感性!

研究表明，即使父母均为2型糖尿病患者，但是其子女的患病率也不会超过20%。

糖尿病患病人群往往是普通人

虽然说糖尿病患者的子女体内存在糖尿病的易感性特质，但是因他们从小就对糖尿病了解甚多，加上平时又注意自己的饮食起居，充分做到了防患于未然，反而不易得糖尿病。即使出现轻微的血糖增高，他们也会立刻采取措施，积极避免。

而像我们这样的普通人就不一样了，因为没有糖尿病家族史，反而对疾病相关的知识知之甚少，既不注意日常饮食，又缺乏适当的自我保护，结果反倒成为家庭里第一个患糖尿病的人!

糖尿病
易感体质的遗传

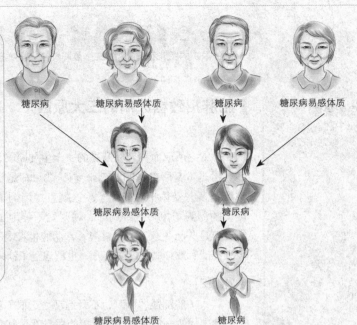

- 如果自己的父母或是兄弟姐妹中有一人患有糖尿病，那么你是糖尿病易感体质的概率就会大大升高。

- 我们亚洲人同欧美人相比，由于饮食的差异，胰腺分泌胰岛素的能力会略微差一些。

糖尿病　糖尿病易感体质　糖尿病　糖尿病易感体质

糖尿病易感体质　糖尿病

糖尿病易感体质　糖尿病

健康人群中的
糖尿病"预备军"

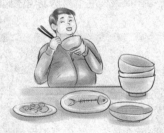

● 饮食过量
如果在每日三餐之外还摄入过多脂肪，那么就会极大地增加胰腺的负担，使它容易疲惫而"生病"。

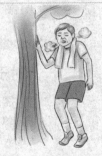

● 缺乏运动
如果身体总是处于长期休息的状态，没有加强体育锻炼，那么体内的葡萄糖就很容易"堆积成山"，形成肥胖。

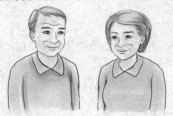

● 年龄增大
随着年龄的增长，身体各部分的机能也逐渐衰退。同样，胰岛素的分泌能力也在缓慢降低。

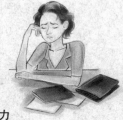

● 工作压力
每天都高负荷地工作，再加上生活习惯紊乱，这很容易引起人体内血糖的升高。

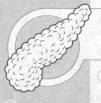

肥胖更易诱发糖尿病

intro.　　由于暴饮暴食和缺乏运动，肥胖者在不断增加。有人指出，在肥胖人群中糖尿病患病率是正常人的1.5~2.0倍。因此，对于那些患糖尿病的肥胖者来说，首先必须解决的问题就是减肥。

❶ 胰岛素受体

Insulin Receptor，胰岛素受体是一跨膜大分子糖蛋白，由两个 α 亚基和两个 β 亚基组成。

❷ BMI

Body Mass Index，体格指数。主要反映全身性超重和肥胖。

❸ WHR

Waist-hip Ratio，腰臀比。腰臀比值越大，腰腹或内脏组织就有可能堆积更多的脂肪。

肥胖招致糖尿病的三大原因

• 原因1：

　　胖人之所以血糖容易升高的一个主要原因，便是他的脂肪细胞增多，可是本身所携带的胰岛素受体❶数目却是相对固定的。随着脂肪越聚越多，受体相对减少了。这就直接削弱了胰岛素对血糖的敏感度，胰岛为了扭转这种局面，就开始不停地工作来加快胰岛素的释放，但是久而久之，胰岛累垮了，功能也衰竭了，胰岛素越来越少，少到不能有效抑制血糖的上升，也就患上了糖尿病。

• 原因2：

　　胖人一般都很"懒"，不爱运动。这很不利于身体内部的代谢循环。体内代谢一旦减慢，最直接的后果就是血糖升高。

• 原因3：

　　肥胖人群一般都不会是单纯意义上的"肥胖"，研究发现，一般患有高血压和高血脂等疾病的患者在很大程度上易诱发糖尿病。

对于肥胖的正确认识

　　肥胖就是体内脂肪含量超过合理含量。严格来讲，体内脂肪较多与体重较重有所不同。人们一般认为成人的体重较重的话，体内脂肪就会较多。我们可根据BMI❷（Body Mass Index=体格指数）判断自身是否肥胖（见下页图）。肥胖者患糖尿病的概率很高，所以减肥势在必行。

• 导致肥胖的原因

　　导致肥胖的原因在于从食物和饮料中摄取的热量多于运动所消耗的热量。

• 肥胖的类型

　　肥胖分为上半身肥胖（也称为苹果形肥胖，多见于男性）和下半身肥胖（也称为洋梨形肥胖，多见于女性）。上半身肥胖（即腰围/臀围WHR❸的比例大于0.7）更容易引发糖尿病。而不足0.7的则会被视为下半身肥胖。

引起糖尿病的诸多诱因

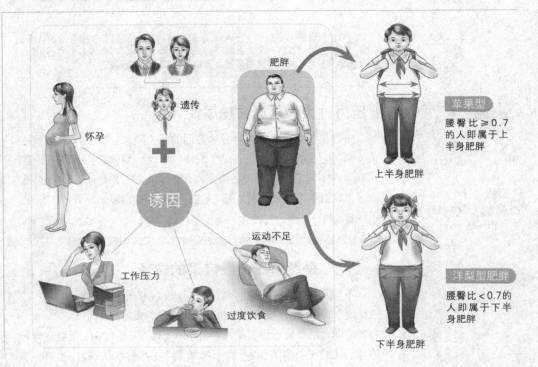

肥胖

苹果型
腰臀比≥0.7的人即属于上半身肥胖

上半身肥胖

洋梨型肥胖
腰臀比<0.7的人即属于下半身肥胖

下半身肥胖

遗传

怀孕

诱因

工作压力

运动不足

过度饮食

体重计算式——给自己吃个定心丸

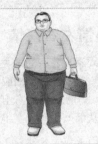

BMI计算式和肥胖的标准

- BMI=体重（kg）÷身高（m）÷身高（m）

- BMI=18.5~23.9为标准体重（仅限中国）

BMI 分类	偏瘦	正常	超重	偏胖	肥胖	重度肥胖	极度肥胖
WHO 标准	<18.5	18.5~24.9	≥25	25.0~29.9	30.0~34.9	35.0~39.9	≥40.0
亚洲标准	<18.5	18.5~23.9	≥24	24~26.9	27~29.9	≥30	——
中国参考标准	<18.5	18.5~22.9	≥23	23~24.9	25~29.9	≥30	——
相关疾病发病的危险性	低（但其他疾病危险性增加）	平均水平	——	增加	中度增加	严重增加	非常严重增加

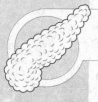

压力过大是血糖升高的"导火索"

intro. 心理压力也就是我们平常所说的精神压力。在当今社会这种快节奏的生活中，每一个人都要应对来自生活、工作、感情等各个方面的问题。压力过大的直接后果就是会损害我们的身体健康。

❶ 类固醇激素
又称甾体激素。在维持生命、调节性功能等方面都有明确的作用。

❷ 抑郁
主要指以心境低落为主的精神状态。

压力过大极易导致糖尿病

压力包括寒冷、疼痛等身体方面的压力和家务、工作、人际关系等精神方面的压力。人在处于高压状态时，身体就会分泌一种类固醇激素❶，这种激素可使血糖升高，如果人们长期处于高强度的压力之下，就极易陷入一种抑郁❷状态，这时候的血糖一旦升高，就很不容易下降了。

"吃"是缓解压力最错误的途径

不少人以吃的方式来缓解压力，这样做非但不能很好地令身体放松，反而会增加糖尿病的发病概率！因为暴饮暴食的直接后果就是血糖的上升（具体请见P26）。况且这时候的我们正处于心情的低谷，类固醇激素在不断分泌的同时，也进一步加重了胰岛的负担，来自双方面的"压力"最终导致了血糖居高不下。

做一个快乐的"糖人"——心情左右病情

一般来说，糖尿病的发生发展都和精神因素有着密切的关系。尤其是我们在得知自己患病之后，心理状态往往会发生相应的变化。再加上糖尿病是一种不能治愈的疾病，病情又会经常出现波动，这就会给我们的精神造成极大的压力，从而产生焦急、绝望的情绪。

· 成功走出糖尿病困扰的二部曲

① 树立正确的疾病认识

虽然我们身患糖尿病，可是要认识到它并不是什么可怕之症，只要积极配合医生的治疗进行有规律的生活，采取积极的运动，是可以很好地控制病情的。

② 增强战胜疾病的信心

由于病情的反反复复，很多糖尿病人对自己渐渐地失去了信心，以至于产生了消极的情绪。这同样会对病情的控制产生极大的阻挠。虽然我们身患糖尿病，但是一份乐观的心态，一份战胜疾病的勇气，对于缓解病情可以起到积极的效果。

压力过大是血糖升高的"导火索"

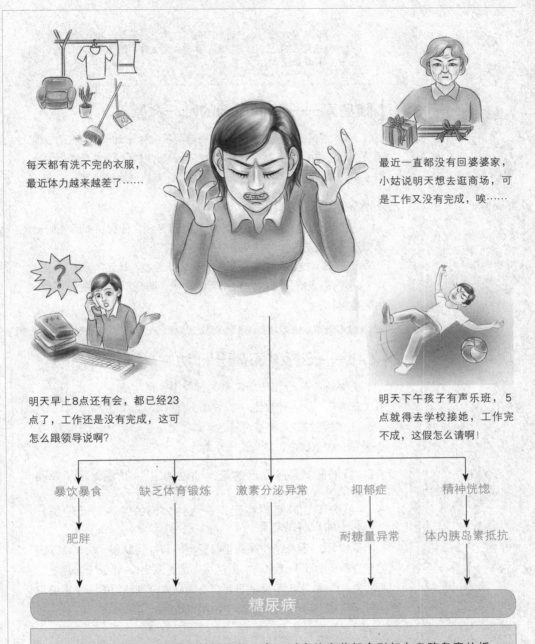

每天都有洗不完的衣服，最近体力越来越差了……

最近一直都没有回婆婆家，小姑说明天想去逛商场，可是工作又没有完成，唉……

明天早上8点还有会，都已经23点了，工作还是没有完成，这可怎么跟领导说啊？

明天下午孩子有声乐班，5点就得去学校接她，工作完不成，这假怎么请啊！

暴饮暴食　　缺乏体育锻炼　　激素分泌异常　　抑郁症　　精神恍惚

肥胖　　　　　　　　　　　　　　　　　　耐糖量异常　　体内胰岛素抵抗

糖尿病

　　无论是身体上的还是精神上的压力，过度的疲劳都会引起自身胰岛素的抵抗。虽然胰岛素抵抗的成因至今尚未完全弄清楚，但是一般认为是人体内胰岛素的接收器出现了问题，机体不能正常地分泌胰岛素，使得人体对葡萄糖的耐受力减弱，因此导致糖尿病。

胰岛素是调节血糖的唯一激素

intro.

胰岛素是从胰岛中分泌出来的，它是一种激素，由51种氨基酸组成，分子量大约是6000道尔顿。胰岛素是人体内部最主要的、也是唯一的一种降糖激素。

① 靶细胞

某种细胞成为另外的细胞或抗体的攻击目标时，前者就叫后者的靶细胞。

② 胰岛素原

胰岛素原是胰岛素的前身。在整个胰岛素的合成过程中，最先合成的是前胰岛素原，然后胰岛素原进一步分解，形成胰岛素。

▍胰岛素——降低血糖的唯一激素

人体进餐后血糖随之升高，这时胰岛就会释放出胰岛素来适当地调节血糖，它可以通过将血糖作为能量源来加以利用，或是转化为糖原或脂肪加以储存这几种方式，从而最终达到降低血糖的目的。

·胰岛素的三大作用

① 胰岛素通过与其靶细胞①上的受体结合，能促使细胞外的葡萄糖进入细胞之内，并转变为糖原储存。

② 胰岛素能够抑制糖原重新分解为葡萄糖，从而降低血糖。

③ 胰岛素能促进蛋白质和脂肪合成，防止蛋白质和脂肪转化为葡萄糖。

▍C-肽——正确反映胰岛素分泌能力的"标尺"

在胰岛素原②分泌成胰岛素的过程中，每生成一个胰岛素分子，就释放出一个C-肽分子。C-肽具有一定的生物活性，它能够对胰岛素的合成与分泌起到调节作用。在C-肽的分泌过程中，具有这样几个特点：

· C-肽的量就是胰岛素的量，通过测定C-肽量就能了解胰岛素的分泌水平。

· C-肽分子比胰岛素稳定，在人体内部的存在时间较长，有利于测定胰岛功能。

另外，C-肽分子与胰岛素明显不同，打胰岛素的病人难以测定自身产生的胰岛素水平，但是可以通过测定C-肽分子来确定。所以说，C-肽不仅是反映患者自身胰岛素分泌能力的一个重要指标，而且有助于分辨患者属于1型糖尿病还是2型糖尿病。

胰岛素
出问题，血糖居高不下

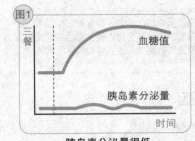

胰岛素分泌量很低

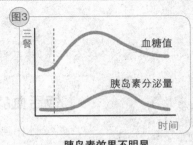

胰岛素效果不明显

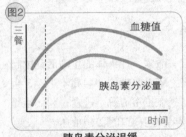

胰岛素分泌迟缓

图1 每当我们进餐的时候，由于胰岛素分泌不足，所以导致血糖居高不下。

图2 由于胰岛素分泌的"时间点"向后推迟，所以导致血糖居高不下。

图3 胰岛素虽然正常分泌，可它不能100%发挥出调节血糖的作用，所以血糖久久不能下降。

血糖
在胰岛素的调节下保持稳定

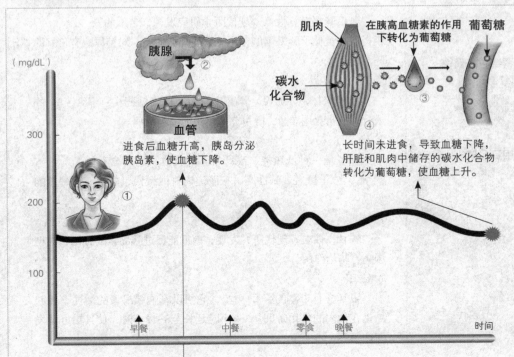

进食后血糖升高，胰岛分泌胰岛素，使血糖下降。

长时间未进食，导致血糖下降，肝脏和肌肉中储存的碳水化合物转化为葡萄糖，使血糖上升。

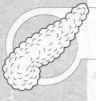

食物决定血糖含量

intro.

食物中含有大量的碳水化合物、蛋白质、脂肪、维生素、矿物营养素等物质。其中，碳水化合物、蛋白质、脂肪被称为人类生命活动能量来源的三大要素，碳水化合物又是在能量源转化中起主要作用的营养物质。

饭后血糖升高的关键原因

碳水化合物主要存在于米饭、面包、水果中，经唾液①、胃液②、肠液③消化，大部分会被分解为葡萄糖。它们在肠胃中被吸收，在经过肝脏之后，又被输送到血液中。因此，每当饭后，血糖都会有小幅度的升高。

• 胰岛素令血糖平缓下降

胰岛素作为降低血糖浓度的唯一激素，在人体的生理活动中起着至关重要的作用。而糖尿病患者之所以血糖值"居高不下"，也正是由于这个环节遭到了破坏。如果在正常情况下进食，胰岛素是完全有能力将这些血糖转化为糖原存储在肝脏和肌肉中的！

五种蔬菜平稳降糖有奇效

① 苦瓜

苦瓜味极苦，性寒。现代医学研究发现，苦瓜的粗提取物类似于胰岛素的作用，它能降低血糖，对糖尿病有良好的防治作用。

② 洋葱

洋葱味甘，性微温。洋葱中含有类似降糖药物甲苯磺丁脲④的成分，经常食用洋葱，既可充饥，又能降糖治病。

③ 魔芋

魔芋是一种低热能、高纤维素的食物。它所含有的葡萄甘露聚糖⑤，分子量大，黏性高，在肠道内排泄缓慢，能延缓葡萄糖的吸收。

④ 南瓜

味甘，性温。现代研究发现，南瓜能促进胰岛素的分泌，对糖尿病有防治作用。

⑤ 银耳

银耳含有丰富的银耳多糖⑥，它可以影响胰岛素的活性，将胰岛素在体内的作用时间从3~4小时延长至8~12小时，使其更好地发挥作用。

---

① 唾液

唾液是一种无色且稀薄的液体，pH：6.6~7.1，正常人每日分泌量为1.0升到1.5升。

② 胃液

无色酸性液体，pH：0.9~1.5，是体内pH值最低的液体。

③ 肠液

弱碱性液体，pH≈7.6，分泌量1升/日~3升/日。含有大量水分、无机离子、黏蛋白、酶类。

④ 甲苯磺丁脲

甲苯磺丁脲可以促进胰岛B细胞分泌胰岛素，起到降低血糖的作用。

⑤ 葡萄甘露聚糖

半纤维素的组成之一，在裸子植物细胞壁中，该聚糖可占到12%~15%。

⑥ 银耳多糖

银耳多糖有改善机体免疫功能及增加白细胞的作用。

一日三餐
与血糖的关系

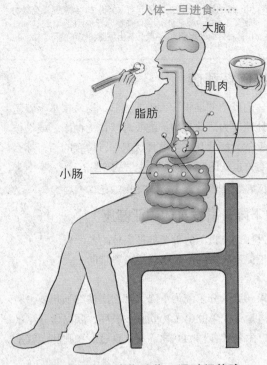

人体一旦进食……

大脑

肌肉

脂肪

小肠

胃

葡萄糖

碳水化合物通过食物（米饭、面包、蔬菜等）被人体吸收。

食物在胃中被消化。

葡萄糖被送往大脑及全身各处的脂肪和肌肉组织处。

葡萄糖经小肠消化吸收，通过门静脉进入肝脏，之后输到全身各组织。

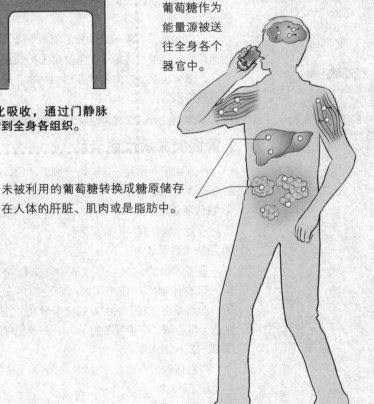

进餐后不久……

葡萄糖作为能量源被送往全身各个器官中。

未被利用的葡萄糖转换成糖原储存在人体的肝脏、肌肉或是脂肪中。

葡萄糖被消化、吸收、利用后，血糖会平缓下降。

暴饮暴食使胰腺工作能力下降

intro.

胰岛素是由胰腺中的β细胞分泌产生，它不仅可以促进体内细胞对葡萄糖的吸收，还能够抑制糖原重新分解为葡萄糖，达到使血糖降低的目的。如果饮食过量，大量的糖分会超出胰岛素的处理能力，这就极易出现血糖调整的不通畅。

Words terms

① 三酰甘油

Triglyceride，缩写 TG。它是人体内含量最多的脂类。

② 脂蛋白

Lipoproteins，它是一种与脂质复合的水溶性蛋白质。

③ 酮体

ketone body，酮体是脂肪分解的产物，它包括乙酰乙酸、β–羟基丁酸及丙酮三种成分。

④ 酮症酸中毒

酮症酸中毒是糖尿病的急性并发症之一。它的症状主要是恶心、嗜睡、呼气中有烂苹果味等。

暴饮暴食直接破坏胰腺

饮食过度，身体内就会"堆积"大量的糖分，这从根本上就超出了胰岛素本身的处理能力。葡萄糖不能及时转化为糖原，或是被细胞利用，那么血糖就会持续升高。这种状况一直持续的话，那么胰腺分泌胰岛素的能力也就逐渐降低，产生"病态"。

胰腺分泌能力下降，引发身体"亚健康"

胰岛素可以促进作为能量源的葡萄糖被人体的各个细胞吸收。虽说是促进，但并不是仅仅担负着辅助作用。

不仅如此，如果胰腺的分泌能力下降，那么即使细胞想要去利用葡萄糖，也都不再是件简单的事了！胰腺被破坏，胰岛素分泌量下降，身体也就会产生各种各样的问题，像饮食过度和肥胖症就是最典型的例子！

警惕糖尿病代谢紊乱

胰腺由于一系列外部原因遭到破坏后，机体内部很容易引起四种全身性的代谢紊乱！

① 糖代谢紊乱

患者血糖升高，血糖呈阳性。

② 脂肪代谢紊乱

患者的血脂，尤其是血液中三酰甘油①的水平上升。与之相反，对身体起保护性作用的高密度脂蛋白②却过低，结果使高血压、动脉硬化、冠心病的发病概率增大。急性脂肪代谢紊乱可造成脂肪大量分解，产生过多的酮体③，最终出现酮症酸中毒④。

③ 蛋白质代谢紊乱

患者体内蛋白质合成受阻，分解却出奇的旺盛，最后造成体重的急剧下降。

④ 酸碱代谢紊乱

如果控制不当，患者会出现明显的脱水，体内盐分丢失严重，危及生命。

胰腺的分泌原理

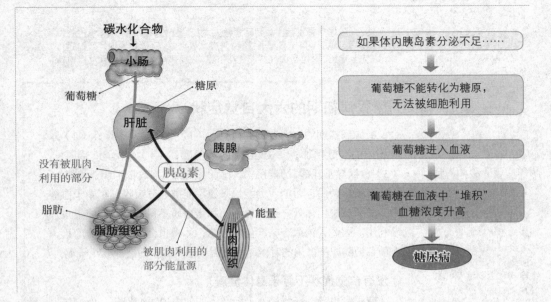

碳水化合物

小肠

葡萄糖

糖原

肝脏

胰腺

胰岛素

没有被肌肉利用的部分

脂肪

脂肪组织

能量

被肌肉利用的部分能量源

肌肉组织

如果体内胰岛素分泌不足……

葡萄糖不能转化为糖原，无法被细胞利用

葡萄糖进入血液

葡萄糖在血液中"堆积"血糖浓度升高

糖尿病

肥胖和饮食
过量严重影响胰岛素分泌

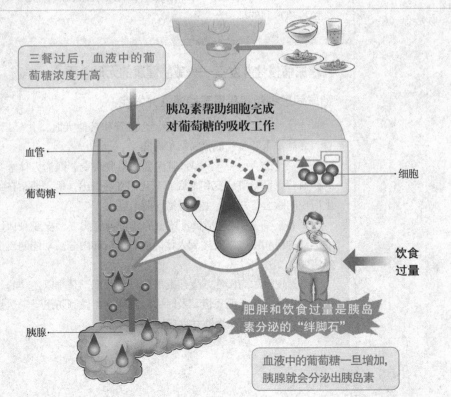

三餐过后，血液中的葡萄糖浓度升高

胰岛素帮助细胞完成对葡萄糖的吸收工作

血管

葡萄糖

细胞

饮食过量

胰腺

肥胖和饮食过量是胰岛素分泌的"绊脚石"

血液中的葡萄糖一旦增加，胰腺就会分泌出胰岛素

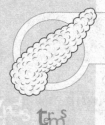

当心糖尿病并发症悄悄接近你

intro.

糖尿病并发症主要包括急性并发症和慢性并发症两种。急性并发症发病迅速且明显，多见于1型糖尿病患者之中，但是如果治疗及时是可以完全治愈的。可是慢性并发症却不然，它发病较为缓慢，并且难以逆转。

① 大血管并发症

糖尿病性大血管病变是指主动脉、冠状动脉、脑基底动脉、肾动脉及周围动脉等动脉粥样硬化。

② 微血管并发症

糖尿病患者微血管病变的主要部位是视网膜、肾脏等处的微血管，其病理变化主要是毛细血管基底膜增厚。

③ 神经病变

糖尿病神经病变是糖尿病在神经系统发生的多种病变的总称。

糖尿病初期的六大自觉症状

糖尿病初期的六大自觉症状有：（1）喉咙异常干燥；（2）尿量和尿的次数增加；（3）强烈的疲倦感；（4）突然想吃甜食；（5）食欲异常旺盛，但自己没有意识；（6）有食欲但明显消瘦。

患糖尿病后，血糖作为能量来源不能被充分吸收，积聚于血液中，随尿液排出体外。这时，脂肪和蛋白质不得不被当作能量来加以利用。因此人体很容易产生疲劳感，体重也会随之下降。而且，在葡萄糖随尿液排出的时候，水分因大量丢失，而造成喉咙干渴。

没有自觉症状不等于身体健康

糖尿病患者血糖值稍高于标准，即使出现尿糖现象，但这些自觉症状也未必会完全表现出来。可是，我们不能就轻易地认为自己的健康没有大碍而置之不理。相反，如果不及时就医，就很可能演变至不可挽回的地步。

糖尿病慢性并发症——威胁健康的无形杀手

糖尿病患者最容易患三种慢性并发症：

• 大血管并发症**①**：脑血管、心血管和其他大血管，尤其是下肢血管很容易发生病变。

• 微血管并发症**②**：即肾脏病变和眼底病变。因为人体全身都有微血管，而肾脏病变和眼底病变我们容易查出，所以通常在临床上所说的微血管并发症主要是指这两个症状。

• 神经病变**③**：包括负责感官的感觉神经病变，支配身体运动的运动神经病变，以及控制人体内脏、血管和内分泌功能的自主神经病变。

虽然说糖尿病慢性并发症发展到一定时期，是难以逆转的。但是我们也不必因此而恐慌。及时去医院就诊，做到防患于未然是可以避免或延缓糖尿病慢性并发症的！

当心糖尿病
并发症敲你的门

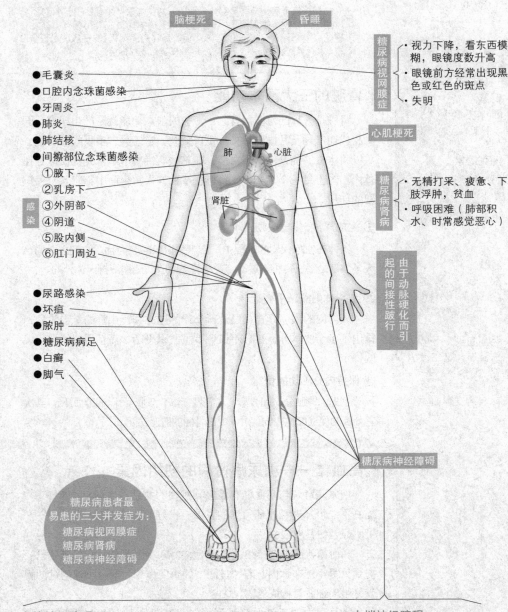

脑梗死　昏睡

糖尿病视网膜症
· 视力下降，看东西模糊，眼镜度数升高
· 眼镜前方经常出现黑色或红色的斑点
· 失明

●毛囊炎
●口腔内念珠菌感染
●牙周炎
●肺炎
●肺结核
●间擦部位念珠菌感染
　①腋下
　②乳房下
感染　③外阴部
　④阴道
　⑤股内侧
　⑥肛门周边
●尿路感染
●坏疽
●脓肿
●糖尿病病足
●白癣
●脚气

肺　心脏

肾脏

心肌梗死

糖尿病肾病
· 无精打采、疲惫、下肢浮肿，贫血
· 呼吸困难（肺部积水、时常感觉恶心）

由于动脉硬化而引起的间接性跛行

糖尿病神经障碍

糖尿病患者最易患的三大并发症为：
糖尿病视网膜症
糖尿病肾病
糖尿病神经障碍

自律神经障碍
●便秘、拉肚子
●头晕目眩、站立时重心不稳
●如果是男性的话，则会出现精力减退、性器官勃起不全等症状
●如果是女性的话，则会出现生理期不准、提前闭经等现象

末梢神经障碍
●手脚尖发冷、身体发麻，疼痛呈袜套、手套样分布
●肌张力减弱和肌肉萎缩

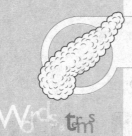

糖尿病肾病——蛋白尿增多引发尿毒症

intro. 糖尿病肾病是最为严重的一种糖尿病微血管并发症。它是导致1型糖尿病患者死亡的主要原因之一。糖尿病肾病的病理主要是使肾小球发生硬化、肾小动脉产生玻璃样病变。随着病程的逐渐延长，病人将出现蛋白尿、水肿等症状，如不及时治疗，最终将演化成尿毒症。

❶ 肾素
Renin，是肾小球入球小动脉下的近球细胞。

❷ 前列腺素
Postaglandin，存在于动物和人体中的一类不饱和脂肪酸所组成的具有多种生理作用的活性物质。

❸ 激肽
血液中的 α－球蛋白经专一的蛋白酶作用后释放的一类活性多肽。

❹ 毛细血管
毛细血管是极细微的血管，管径平均为 6～9μm，连于动、静脉之间，互相连接成网状。

▌肾脏的三大基本功能

　　肾脏是人体的重要器官之一，它的基本功能就是产生尿液，同时将代谢产物及时排出体外。不仅如此，它还具有重吸收的功能，可以将水分、葡萄糖、蛋白质、氨基酸、钾离子等营养物质保存在体内。对于每一个人来说，肾脏在我们的日常生活中都起着至关重要的作用。

① 生成尿液，排出废物

　　人体在新陈代谢的过程中，会产生很多的废弃物。它们之中的绝大多数都是经过肾小球过滤，肾小管重吸收后随尿液排出体外的。

② 维持体内酸碱平衡

　　人体内的代谢产物在经过肾小球的过滤和肾小管的重吸收后，排出了多余的水分，这样不仅调节了酸碱平衡，而且保持了内环境的稳定。

③ 保持内分泌功能稳定

　　首先，肾脏分泌的肾素❶、前列腺素❷、激肽❸可以调节血压，其次它分泌的促红细胞生成素可以促进骨髓的造血功能。

▌高血糖——糖尿病肾病的初始因素

　　糖尿病肾病与高血糖有着极其密切的关系，血糖控制不佳可加速糖尿病肾病的发展，良好的血糖控制可明显延缓其发展。

　　高血糖状况长期持续，会使毛细血管❹受到损伤。我们刚才已经提到，肾小球在体内起着"过滤"的重要作用，而肾小球的过滤膜就是由毛细血管构成的。

　　肾小球中的毛细血管受到损伤，过滤体内废物的功能就会降低，从而导致废弃物和毒物残留在体内。不仅如此，对于人体很重要的蛋白质也会因肾小管功能的降低而随尿液排出。因此，在肾病初期阶段，糖尿病患者的尿液中会出现蛋白质（即尿蛋白）。

　　最为可怕的是：这个阶段没有任何自觉症状！ 如果肾病持续恶化，将会出现肾功能衰竭，严重时还会引发尿毒症这种致命的疾病。

肾脏机能
受损不容小视

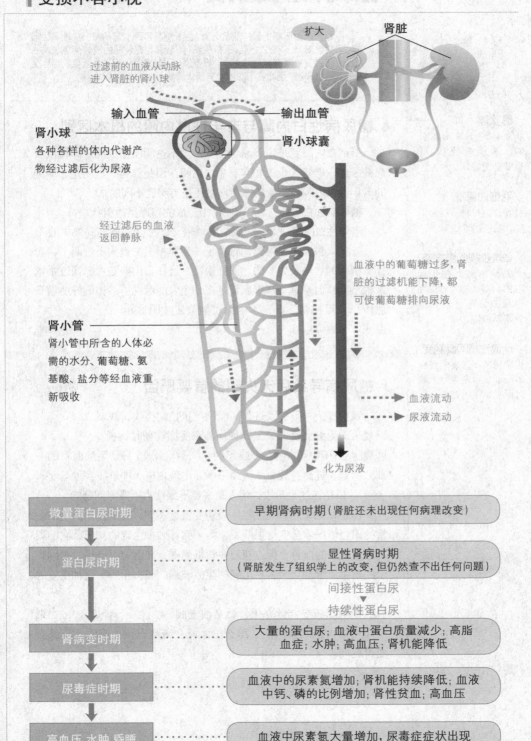

扩大

肾脏

过滤前的血液从动脉进入肾脏的肾小球

输入血管　　　　输出血管

肾小球
各种各样的体内代谢产物经过滤后化为尿液

肾小球囊

经过滤后的血液返回静脉

血液中的葡萄糖过多,肾脏的过滤机能下降,都可使葡萄糖排向尿液

肾小管
肾小管中所含的人体必需的水分、葡萄糖、氨基酸、盐分等经血液重新吸收

- - → 血液流动
- - → 尿液流动

化为尿液

微量蛋白尿时期	早期肾病时期(肾脏还未出现任何病理改变)
蛋白尿时期	显性肾病时期(肾脏发生了组织学上的改变,但仍然查不出任何问题)

间接性蛋白尿
持续性蛋白尿

肾病变时期	大量的蛋白尿;血液中蛋白质量减少;高脂血症;水肿;高血压;肾机能降低
尿毒症时期	血液中的尿素氮增加;肾机能持续降低;血液中钙、磷的比例增加;肾性贫血;高血压
高血压 水肿 昏睡	血液中尿素氮大量增加,尿毒症症状出现

糖尿病视网膜病变——后天失明的直接原因

intro.

糖尿病对眼睛的影响非常之大，由于糖尿病而引起的眼部失明要比非糖尿病患者高出25倍之多。据相关统计，我国现在住院的糖尿病患者发生视网膜病变的就有35%左右。世界范围内引起双目失明最为重要的原因之一就是糖尿病，因此我们决不能有所大意！

❶ 晶状体

晶状体位于玻璃体前侧，周围接睫状体，呈双凸透镜状。

❷ 毛细血管瘤

血管瘤的一种，较为常见，属于血管畸形。

❸ 单纯性视网膜病变

大部分的患者在此时期不会察觉视力受损，但视力会在不知不觉中逐渐模糊。

❹ 增值性视网膜病变

由单纯性视网膜病变发展而成，也是导致大部分视觉受损的因素。

糖尿病性白内障与老年性白内障的根本区别

所谓白内障就是由于晶状体变白而不透明所造成的。即使没有患糖尿病，老年人也比较容易患白内障。但是值得一提的是，单纯的老年性白内障与糖尿病性白内障还是有明显不同的。

糖尿病性白内障：在晶状体❶ 中造成的白斑呈散射状。

老年性白内障：白斑多从晶状体核心部位开始，逐渐向外扩散。

一个人患上了白内障，就像是一架照相机的镜头不透明了，看什么东西都"乌突突"的，很是模糊。好在白内障是可以通过手术来根治的！但是这一切都应该是在一个大的前提下：控制好血糖及血压！一旦控制不好，术中很可能会发生眼底出血或术后感染！

糖尿病导致后天失明的首要原因

我们在上一节提到过，高血糖症状长期持续，视网膜上的毛细血管就会受到损伤。在疾病初期时，视网膜上会出现像肿包一样鼓起的毛细血管瘤❷ 或者是毛细血管的一部分堵塞，进而造成血液流通不畅而出现白斑（即单纯性视网膜病变❸ ）。但是在这个阶段，病人是察觉不到视力下降等问题的。

但是，如果对单纯性视网膜病变置之不理，视网膜上的毛细血管的出血情况就会变得很严重，为了弥补破损血管的功能，它的周围会生成新的血管，但这些新血管很脆弱，非常容易破损。视网膜上的新生血管就会很容易出现"生成破损、破损生成"这种反复的现象。

视网膜病变持续恶化，就会演变成增值性视网膜病变❹ ，如果引起增值性视网膜病变，那么出血就会更严重，失明的危险就会变得更高。

糖尿病视网膜病变
后天失明的首要原因

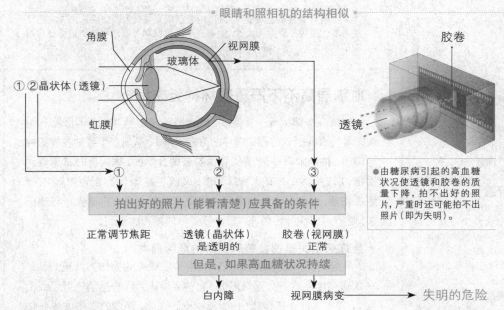

眼睛和照相机的结构相似

角膜
视网膜
玻璃体
胶卷
① ②晶状体（透镜）
虹膜
透镜

● 由糖尿病引起的高血糖状况使透镜和胶卷的质量下降，拍不出好的照片，严重时还可能拍不出照片（即为失明）。

拍出好的照片（能看清楚）应具备的条件

正常调节焦距　　透镜（晶状体）是透明的　　胶卷（视网膜）正常

但是，如果高血糖状况持续

白内障　　　　　视网膜病变 ——→ 失明的危险

糖尿病视网膜症
由浅入深的演变过程

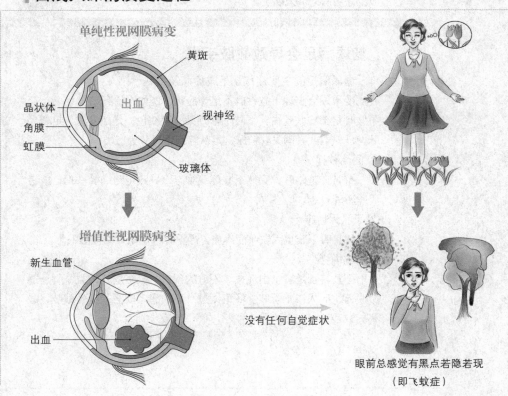

单纯性视网膜病变

黄斑
晶状体
出血
角膜
虹膜
视神经
玻璃体

增值性视网膜病变

新生血管
出血

没有任何自觉症状

眼前总感觉有黑点若隐若现
（即飞蚊症）

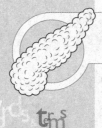

糖尿病神经病变——唯一具有初期症状的并发症

intro.

糖尿病性神经病变与肾病、视网膜病变并列为糖尿病三大并发症。与其他两种并发症不同的是，其在早期阶段即可在患者身上显现出初期症状。

❶ 神经末梢

Nerve ending, 即周围神经的纤维终末部分终止于其他组织中所形成的特有结构。

❷ 坏疽

Gangrene, 组织坏死后因继发腐败菌的感染和其他因素的影响而呈现黑色、暗绿色等特殊形态。

❸ 溃疡

溃疡是皮肤或黏膜表面组织的局限性缺损、溃烂，其表面常覆盖有脓液、坏死组织或痂皮。

血糖居高不下严重破坏神经末梢

如果高血糖状况一直持续，就会使神经末梢❶变性（即细胞和组织因各种致病因素的作用向坏的方向发展），从而产生各种各样的神经障碍。神经障碍一般是从身体的末端开始的，病人会时常感觉到手指、脚趾冰凉，有麻木和疼痛感，又或是膝盖下疼痛等症状。在糖尿病初期，像糖尿病肾或是视网膜病变都不会有自觉症状显现出来，唯有糖尿病神经病变在比较早的阶段就可感到。

• 疼痛感消失是诱发糖尿病足的危险前兆

神经病变中必须注意的是，如果神经纤维的损伤很严重的话，麻木感和疼痛感就会逐渐消失。有些人误认为疼痛感消失就已经治愈了，其实这是大错特错！由于感觉不到疼痛，轻微的脚伤或皮肤伤就不易被察觉和重视，以至于每年因这种脚伤引起糖尿病坏疽❷而截肢的患者有3000人以上。

糖尿病足会导致截肢手术

糖尿病足的主要症状是下肢疼痛及皮肤溃疡❸，在病变早期会出现下肢供血不足等症状，例如：抬高下肢时足部皮肤苍白，下肢下垂时又呈紫红色，足部发凉，足背动脉搏动减弱或者消失。糖尿病足从轻到重可分为三类：

① 间歇跛行

有时在走路时，突然下肢疼痛难忍，导致走路一瘸一拐，或者干脆不能行走。

② 下肢休息痛

休息时下肢也因缺血而疼痛，严重时可使病人彻夜难眠。

③ 足部坏疽

下肢特别是脚上出现久久不愈的创口，甚至皮开肉裂，脚趾逐个脱落，叫人惨不忍睹。坏疽太过严重的患者就必须接受截肢，最终导致残疾。

糖尿病
侵蚀神经末梢

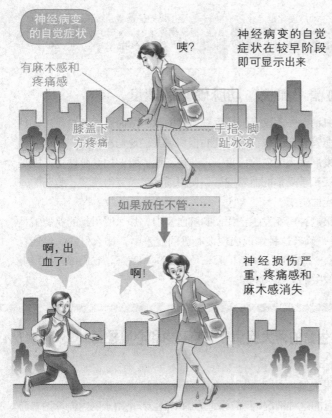

神经病变的自觉症状

咦？

有麻木感和疼痛感

膝盖下方疼痛

手指、脚趾冰凉

神经病变的自觉症状在较早阶段即可显示出来

如果放任不管……

啊，出血了！

啊！

神经损伤严重，疼痛感和麻木感消失

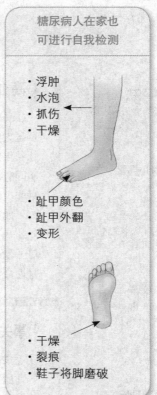

糖尿病人在家也可进行自我检测

· 浮肿
· 水泡
· 抓伤
· 干燥

· 趾甲颜色
· 趾甲外翻
· 变形

· 干燥
· 裂痕
· 鞋子将脚磨破

可怕的
糖尿病坏疽

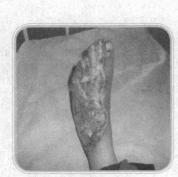

糖尿病坏疽的严重形态

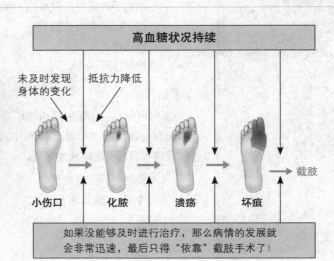

高血糖状况持续

未及时发现身体的变化

抵抗力降低

小伤口 → 化脓 → 溃疡 → 坏疽 → 截肢

如果没能够及时进行治疗，那么病情的发展就会非常迅速，最后只得"依靠"截肢手术了！

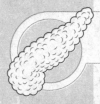

大血管障碍——提早10年诱发动脉硬化

intro. 动脉硬化是老化的一种形式。因此，即使是健康的人过了40岁，也会有不同程度的动脉硬化。但是，糖尿病患者的情况却有所不同，与健康人相比，糖尿病患者的动脉硬化要提早十年以上发生。

① 脑卒中

Stroke, 脑中风的学名, 是一种突然起病的脑血液循环障碍性疾病。

② 心肌梗死

心肌梗死的病理主要是在冠状动脉粥样硬化病变的基础上并发粥样斑块破裂、出血, 导致血管腔内血栓的形成。

③ 心绞痛

Angina Pectoris, 指冠状动脉供血不足, 心肌急剧的、暂时缺血与低氧所引起的胸部不适。

④ 冠状动脉

冠状动脉是供给心脏血液的动脉, 起于主动脉根部, 分左右两支, 行于心脏表面。

高血糖"加快"动脉硬化的速度

高血糖——不仅会破坏毛细血管的组织从而引发各种疾病, 甚至是大血管也会受到很大程度的损伤。我们说糖尿病是"推动"动脉硬化发展最大的危险因素一点儿也不假。所谓的动脉硬化, 就是胆固醇沉积于受损的血管壁后, 使得动脉管径变得狭窄、脆弱的一种非炎症性病变。

如果这种病变发生在我们的脑血管中, 那么所引起的疾病就是脑卒中①, 倘若这种情况出现在心脏的血管中, 那么引发的疾病就是心肌梗死②或是心绞痛③! 无论是以上哪种疾病, 它们都可称得上是性命攸关的"导火索"。

事关生命的两大疾病——脑卒中和心肌梗死

① 脑卒中

如果大脑内的动脉因堵塞不通而破损, 进而造成颅内出血的这种情况, 我们称之为脑出血。若是由于脑内血管堵塞而造成血流中断, 我们则称之为脑梗死。如果患者出现了以下这几种情况, 那么就要及时就医了!

- 一侧的手或是腿出现麻木、麻痹等症状
- 一侧的眼睛看事物模糊
- 看物体重影
- 突然间口齿不清

② 心肌梗死

心肌梗死是指心肌的缺血性坏死, 它是在冠状动脉④病变的基础上, 血流急剧减少或中断, 使相应的心肌出现严重而持久的急性缺血, 最终导致心肌的缺血性坏死。

- 胸部突然间绞痛难耐
- 出冷汗, 心跳加速及气喘
- 胸闷

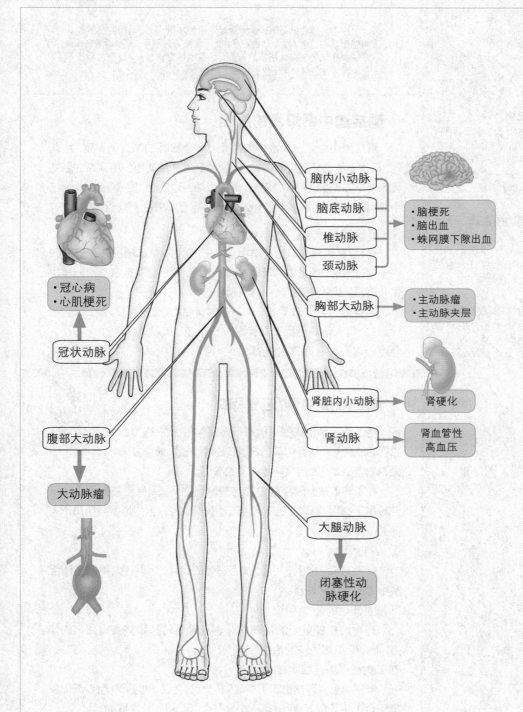

脑内小动脉
脑底动脉
椎动脉
颈动脉

- 脑梗死
- 脑出血
- 蛛网膜下隙出血

胸部大动脉

- 主动脉瘤
- 主动脉夹层

- 冠心病
- 心肌梗死

冠状动脉

肾脏内小动脉

肾硬化

肾动脉

肾血管性高血压

腹部大动脉

大动脉瘤

大腿动脉

闭塞性动脉硬化

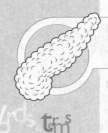

糖尿病酮症酸中毒——治疗不及时危及生命

intro.　胰岛素严重缺乏时，糖代谢紊乱急剧加重，只好动用脂肪供能。然而脂肪燃烧不完全，酮体产生过多，既不能被有效利用，又不能排出体外。因此聚积在体内使得血酮水平升高。如果酮体聚积过多，导致血液变酸，就会出现代谢性酸中毒，我们则称之为酮症酸中毒。

❶ 脱水

脱水指人体由于病变，消耗大量的水分，却不能及时给予补充所造成的新陈代谢障碍的一种症状。

❷ 肾功能衰竭

肾脏功能部分或全部丧失的病理状态。按发作之急缓分为急性肾衰和慢性肾衰两种。

❸ 急性心功能衰竭

指心脏不能及时搏出同静脉回流及身体组织代谢所需相称的血液供应。

酮症酸中毒爆发的原因

酮症酸中毒是在血液中的胰岛素严重缺乏的情况下发生的。此时，机体不能充分利用葡萄糖，只能将肝脏和脂肪组织中存储的脂肪作为能量源来加以利用。脂肪作为能量源经过代谢，生成了酮体。血液中的酮体增加，血糖就会上升。血液呈酸性，即出现了酮症酸中毒。

• 1型糖尿病患者这些症状要警惕

当1型糖尿病患者出现咳嗽、呕吐、腹泻、身体状况恶化等症状而不能进食时，或是中止胰岛素的注射时，就很容易造成血清酮体水平升高，进而引发酮症酸中毒引起昏迷。

酮症酸中毒导致昏迷，若不立刻接受治疗是很危险的。放置不管，会使病人从昏迷状态发展到脱水❶状态，引起急性肾功能衰竭❷、急性心功能衰竭❸等重大疾病。

预防酮症酸中毒的三驾马车

诱发酮症酸中毒的原因有很多，例如：急性感染、急性心肌梗死、脑卒中等情况。但是对于糖尿病患者来说，我们应该把如何预防放在首要位置。

在了解了诱发酮症酸中毒这些原因之后，如何预防就不再是一件难事了！驾驭好以下这三驾马车，我们就可以很好地做到防患于未然了！

① 合理的饮食和适当的运动

合理进食、进水、用药，加上适当的运动，可以有效地避免酮症酸中毒的发生和发展。

② 坚持正确的药物治疗

药物治疗最重要的基础就是客观地去对待那些徒有虚名的偏方，而接受正规医院的治疗。

③ 及时处理酮症酸中毒的症状

糖尿病患者即使出现了酮症酸中毒的症状，也不要害怕，只要积极配合医生控制好自己的病情，是完全可以避免其发展的。

酮症酸中毒
引发昏睡的机制

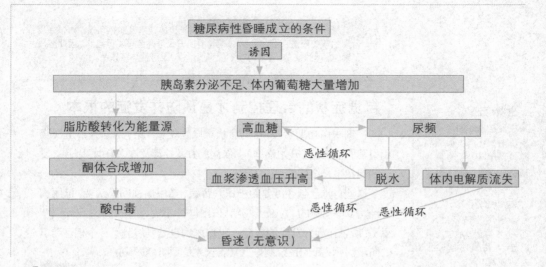

```
        糖尿病性昏睡成立的条件
              诱因
    胰岛素分泌不足、体内葡萄糖大量增加

 脂肪酸转化为能量源      高血糖 ←→ 尿频
                      恶性循环
   酮体合成增加       血浆渗透血压升高 ← 脱水   体内电解质流失

    酸中毒          恶性循环    恶性循环

              昏迷（无意识）
```

酮体
在身体内部的产生与发展

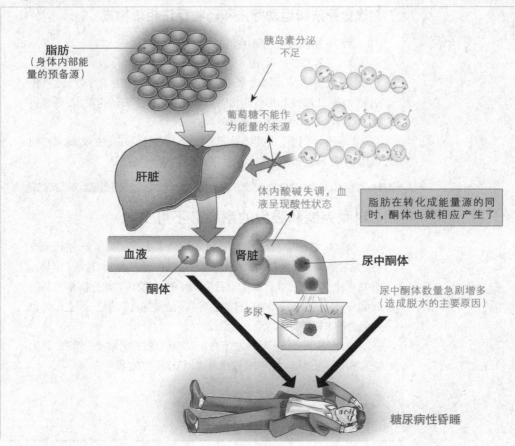

脂肪
（身体内部能量的预备源）

胰岛素分泌不足

葡萄糖不能作为能量的来源

肝脏

体内酸碱失调，血液呈现酸性状态

脂肪在转化成能量源的同时，酮体也就相应产生了

血液　肾脏　　尿中酮体

酮体

多尿

尿中酮体数量急剧增多（造成脱水的主要原因）

糖尿病性昏睡

糖尿病并发症是可以自我预防和自我控制的

intro.

糖尿病的发病原因主要是由于自身不良的饮食及生活习惯。如果采用合理的饮食疗法、运动疗法,依靠自身的力量是完全可防可控的。因此养成正确、合理的饮食、生活习惯不仅可以治疗,还可预防糖尿病。

饮食疗法
又称食治,即利用食物来影响机体各方面的功能,使其获得健康或预防疾病的一种方法。

运动疗法
是指利用器械或徒手,通过某些运动方式获得全身或局部运动功能的恢复。

自觉症状的合理控制才是预防并发症的根本

在糖尿病初期阶段,自觉症状难以发现。因此有许多人不重视直到引发了并发症才开始察觉。糖尿病的并发症涉及许多方面,因此并发症的症状也是多样的。

这些自觉症状主要是由糖尿病肾病、糖尿病视网膜病变、糖尿病神经病变等引起的,当自己开始认识到这些症状时,并发症就已经很严重了。所以作为并发症的根源——糖尿病也已发展到了一个相当严重的阶段。所以我们说控制好自觉症状才是预防糖尿病的根本。

饮食疗法和运动疗法和药物疗法相辅相成

我们在接下来的几章中将要重点介绍饮食疗法、运动疗法、药物疗法的运用。

我们相信养成正确合理的饮食、生活习惯不仅可以治疗,还可预防糖尿病。比起战胜那些连预防方法和病因都不清楚的疾病,糖尿病的饮食疗法和运动疗法是非常简单的。

改善生活习惯,定期接受健康检查,不正是靠自己的力量来控制糖尿病吗? 所以即使我们身患糖尿病也不要轻易放弃!

自我克制和强大的耐心必不可少

糖尿病本身可以通过调节饮食和运动等生活习惯,合理用药来改善。如果能调节好血糖,糖尿病患者就可以和健康人一样生活。但是,并发症并不是通过饮食和运动就可以彻底治愈的! 其治疗需要长久的时间和较大的费用,如果在日常生活中不能做到克制自己,那么最终也可能会带来很严重的后果。

因此,要防止糖尿病并发症的发生,就要做到定期接受检查,正确把握病情,通过运动和饮食疗法合理调节自己的血糖!

糖尿病
六大自觉症状

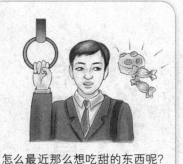
怎么最近那么想吃甜的东西呢?

最近总是很爱喝水

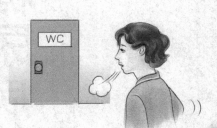
去卫生间的频率越来越高

虽然每天都很有食欲,可是自己却瘦了5千克!

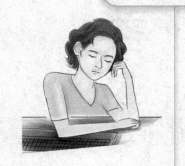
工作总是提不起精神,好想睡觉

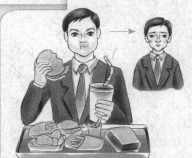
吃了好几碗饭了,怎么觉得还是没饱啊?

　　糖尿病的自觉症状(特别是2型糖尿病患者)出现得很缓慢,但是没有体现出自觉症状并不能说明"不是糖尿病"。我们建议过了40岁的人们要定期接受健康体检,做到早发现,早治疗。

第二章
认识糖尿病的类型

了解多一点儿，保护多一点儿

糖尿病的主要类型有四种，它们分别是：1型糖尿病、2型糖尿病、妊娠型糖尿病及特殊类型糖尿病。

1型糖尿病，又称胰岛素依赖型糖尿病。主要原因是人体内胰岛素不足，主要特点是发病比较急剧，最易导致酮症酸中毒症状，所以必须使用胰岛素进行治疗。

2型糖尿病，又称非胰岛素依赖型糖尿病。主要原因是人体内胰岛素发生抵抗，主要特点是病情一般比较隐蔽，不易被察觉，一般不需要依靠胰岛素来进行治疗。

妊娠型糖尿病，多发生在妇女怀孕期间。如果孕妇在饮食上没有节制，很容易诱发此病。

特殊类型糖尿病患者只占总人数的1%，也被称为其他类型糖尿病。

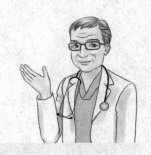

Chapter 02

本章看点

图解1型糖尿病的来龙去脉

intro. 　　1型糖尿病（又名胰岛素依赖型糖尿病）是由于免疫系统发育不良或免疫应激引发的糖尿病，极易出现糖尿病酮症酸中毒(DKA)等症状。1型糖尿病主要是依靠胰岛素来进行治疗的。

➊ 胰岛 B 细胞

胰岛 B 细胞是胰岛细胞的一种，属内分泌细胞，能分泌胰岛素，起调节血糖含量的作用。

➋ 人体白细胞抗原

Human Leukocyte Antigen，缩写 HLA。它具有识别功能，主要是指在免疫反应中发挥特有的协同作用。

➌ 酮症酸中毒

DKA，是糖尿病的一种急性并发症。它是由于血糖升高加上胰岛素严重不足所引发的酸中毒现象。

什么是1型糖尿病

　　胰岛素是胰腺中胰岛B细胞➊所分泌出的一种物质。但是由于某些原因，胰岛B细胞遭到了严重的破坏，使它不能100%地投入到分泌胰岛素的工作中，这就使得我们身体内的胰岛素含量越来越少，少到不能及时将血液中的葡萄糖运送到各个脏器中转化成相应的能量，体内的血糖越聚越多，此时所出现的这种病症我们称之为"1型糖尿病"。

引起1型糖尿病的主要原因

　　1型糖尿病的发病原因是遗传因素和环境因素长期共同作用的结果。遗传因素是内因，是疾病的基础；环境因素是外因，是疾病发生的条件。

① 遗传因素

　　1型糖尿病的遗传性与人体白细胞抗原➋（HLA）有着密不可分的关系。有些胰细胞因为携带HLA抗原，所以很容易受到病毒的损害而导致胰岛B细胞的自身免疫受损，这也就是1型糖尿病患者患病的主要原因。

② 环境因素

　　对于1型糖尿病患者而言，病毒感染是众多环境因素中最主要的一个。

1型糖尿病的三大特点

　　• 第一大特点就是此病好发于儿童期或青少年时期。因此又被称作青年型糖尿病。

　　• 第二大特点就是"三多一少"症状出现得很迅速，有的人一上来就可能是酮症酸中毒➌(DKA)。

　　• 第三大特点就是最终将无一例外地使用胰岛素进行治疗。

胰岛素分泌不足所引起的种种情况
1型糖尿病的症状

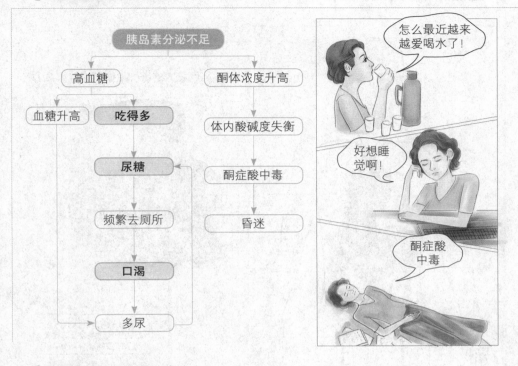

尿量多少需警惕

各类人群一天的尿量比较	健康人群	1000~1500mL
	糖尿病	2000~6000mL
	尿崩症	5000~10000mL

各年龄阶段的排尿标准

新生儿 30~50mL	新生儿（出生后一周）200mL	1岁儿童 400~500mL	2~9岁 每隔一年增加60mL	10岁 1000mL	11~14岁 每隔一年增加100mL	15岁以上 1300mL	成年女子 1300mL	成年男子 1500mL

胰腺的结构与特征
1型糖尿病的发病原因

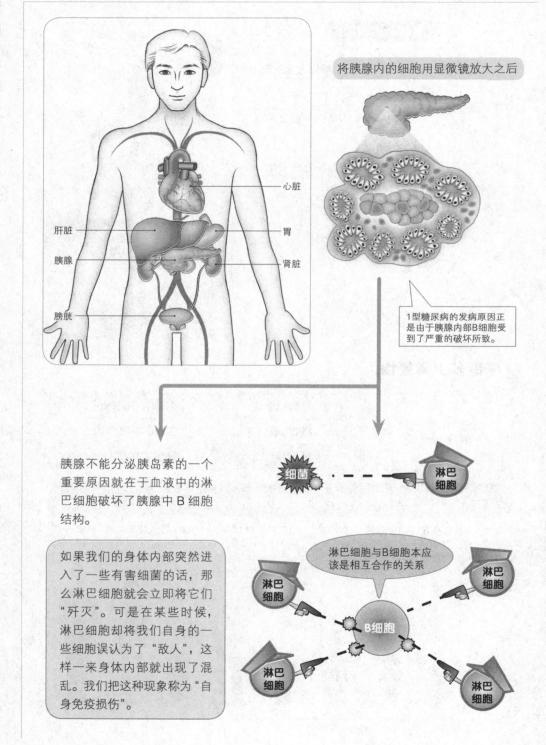

将胰腺内的细胞用显微镜放大之后

心脏

肝脏

胃

胰腺

肾脏

膀胱

1型糖尿病的发病原因正是由于胰腺内部B细胞受到了严重的破坏所致。

胰腺不能分泌胰岛素的一个重要原因就在于血液中的淋巴细胞破坏了胰腺中B细胞结构。

如果我们的身体内部突然进入了一些有害细菌的话，那么淋巴细胞就会立即将它们"歼灭"。可是在某些时候，淋巴细胞却将我们自身的一些细胞误认为了"敌人"，这样一来身体内部就出现了混乱。我们把这种现象称为"自身免疫损伤"。

细菌

淋巴细胞

淋巴细胞与B细胞本应该是相互合作的关系

淋巴细胞

淋巴细胞

B细胞

淋巴细胞

淋巴细胞

胰岛素分泌不足所引起的诸多症状

1型糖尿病的治疗

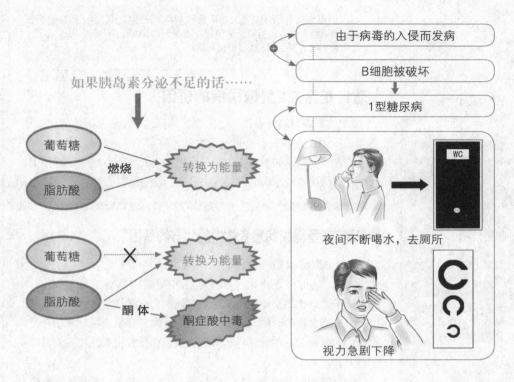

如果胰岛素分泌不足的话……

葡萄糖 + 脂肪酸 —燃烧→ 转换为能量

由于病毒的入侵而发病

B细胞被破坏

1型糖尿病

葡萄糖 ×···→ 转换为能量

脂肪酸 —酮体→ 酮症酸中毒

夜间不断喝水，去厕所

WC

视力急剧下降

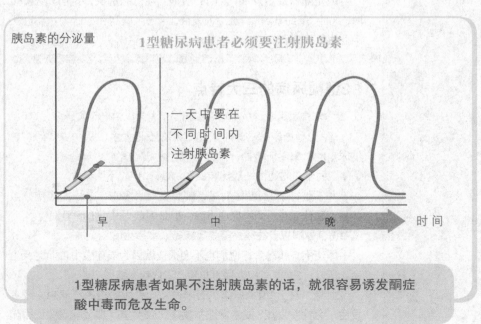

胰岛素的分泌量

1型糖尿病患者必须要注射胰岛素

一天中要在不同时间内注射胰岛素

早　　　　中　　　　晚　　　时 间

> 1型糖尿病患者如果不注射胰岛素的话，就很容易诱发酮症
> 酸中毒而危及生命。

图解2型糖尿病的病理病因

intro.
糖尿病包括胰岛素分泌不足和胰岛素抵抗两种。由于胰岛素的抵抗性，血液中的葡萄糖不能顺利进入细胞内，血糖得不到合理的调节，由此引发的糖尿病称为2型糖尿病。

① 节约基因

节约基因就是能让机体代谢机制处于节约状态的基因，它是多年以来人们适应恶劣环境的产物。节约基因的产生，是人类进化过程中的一件好事。

② 血脂异常

血脂主要指血浆内的胆固醇和三酰甘油。血脂虽仅占全身脂类的极小部分，但因其与动脉粥样硬化的发生、发展有密切关系，故备受公众关注。

遗传是造成2型糖尿病的诱因

2型糖尿病与遗传有很大的关系，具有这种遗传基因的人，一旦肥胖、压力过大或运动不足就会发病。这样的人一般都会经过一个缓慢的过程。我国40岁以上的糖尿病患者中大多数为2型糖尿病。因此，在我国提及糖尿病的时候，一般指2型糖尿病。

隐藏在2型糖尿病患者体内的"节约基因"

关于2型糖尿病的病因，有一种说法是"节约基因①"。这种观点认为，那些生活相对贫困的居民，为了适应饥寒交迫的生活环境，体内会逐渐产生一种"节约基因"。在有食物的时候，身体会自动把体内的热量储存起来，在没有食物的时候，这些被储存起来的热量就会释放出来，使人们得以生存下去。

但是随着经济发展，人们的温饱问题得到解决，不再愁吃愁喝时，这种"节约基因"就会令人发胖，导致血糖高和血脂异常②，也就因此引发了糖尿病。

2型糖尿病的三大特点

① 2型糖尿病多发于40~60岁的成年人，尤其以中老年人居多

患有2型糖尿病的青年人相对来说不是太多。从40岁开始，患糖尿病的概率逐渐增加，在老年期时达到高峰。

② 2型糖尿病的病情一般比较缓和、隐蔽，症状不明显

并不是每个2型糖尿病患者都有多喝、多吃、多尿的症状，虽然体力和体重在不同程度地下降，但是多数人并没有明显消瘦。

③ 2型糖尿病患者往往不需要靠胰岛素维持生命

即使不打胰岛素，他们也不会很快就因为酮症酸中毒而危及生命。所以，2型糖尿病也称为非胰岛素依赖型糖尿病。

但是，对于2型糖尿病患者来说，如果血糖控制不理想，或者发生了急性并发症，或者慢性并发症比较严重，那么就需要使用胰岛素来进行治疗了。

无意识间病情恶化
2型糖尿病的症状

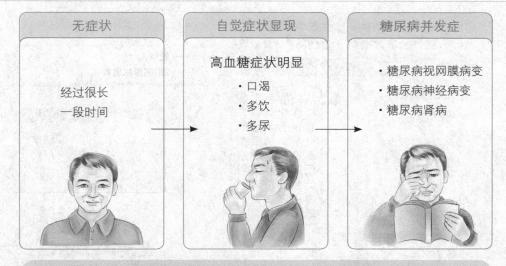

无症状	自觉症状显现	糖尿病并发症
经过很长一段时间	高血糖症状明显 ·口渴 ·多饮 ·多尿	·糖尿病视网膜病变 ·糖尿病神经病变 ·糖尿病肾病

- 当我们察觉到自觉症状，并去医院就医的时候，为时已晚了。
- 和高血压、高血脂一样，我们的身体内已经埋下了"危险"的种子。
- 2型糖尿病患者治疗的关键——"早发现，早治疗"。

胰岛素分泌不足与胰岛素缺乏
糖尿病的成因与病状

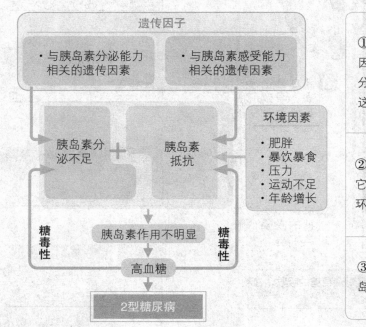

遗传因子

- 与胰岛素分泌能力相关的遗传因素
- 与胰岛素感受能力相关的遗传因素

胰岛素分泌不足 ＋ 胰岛素抵抗

环境因素
- 肥胖
- 暴饮暴食
- 压力
- 运动不足
- 年龄增长

糖毒性 胰岛素作用不明显 糖毒性

高血糖

2型糖尿病

①2型糖尿病除了遗传因素之外，还与胰岛素分泌不足和胰岛素抵抗这两个因素有关。

②特别是胰岛素抵抗，它与诱发生活习惯病的环境因素息息相关。

③胰岛素分泌不足和胰岛素抵抗因人而异。

2型糖尿病患者的"糖转化"

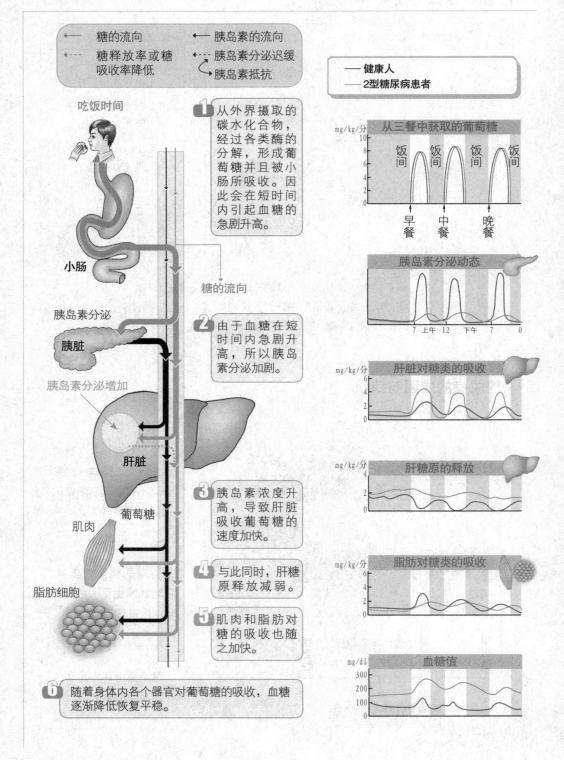

糖的流向
糖释放率或糖吸收率降低
胰岛素的流向
胰岛素分泌迟缓
胰岛素抵抗

—— 健康人
—— 2型糖尿病患者

吃饭时间

小肠

胰岛素分泌
胰脏

胰岛素分泌增加

肝脏

葡萄糖

肌肉

脂肪细胞

糖的流向

1 从外界摄取的碳水化合物，经过各类酶的分解，形成葡萄糖并且被小肠所吸收。因此会在短时间内引起血糖的急剧升高。

2 由于血糖在短时间内急剧升高，所以胰岛素分泌加剧。

3 胰岛素浓度升高，导致肝脏吸收葡萄糖的速度加快。

4 与此同时，肝糖原释放减弱。

5 肌肉和脂肪对糖的吸收也随之加快。

6 随着身体内各个器官对葡萄糖的吸收，血糖逐渐降低恢复平稳。

从三餐中获取的葡萄糖
mg/kg/分
饭间 饭间 饭间 饭间
早餐 中餐 晚餐

胰岛素分泌动态
7 上午 12 下午 7 0

肝脏对糖类的吸收
mg/kg/分

肝糖原的释放
mg/kg/分

脂肪对糖类的吸收
mg/kg/分

血糖值
mg/dL
300
200
100

2型糖尿病——胰岛素分泌不足与胰岛素抵抗

随着饮食趋向欧美化，近年来一些体质健康的人（即胰岛素分泌能力无缺陷）也慢慢地从单纯的高度肥胖转向胰岛素分泌不足。

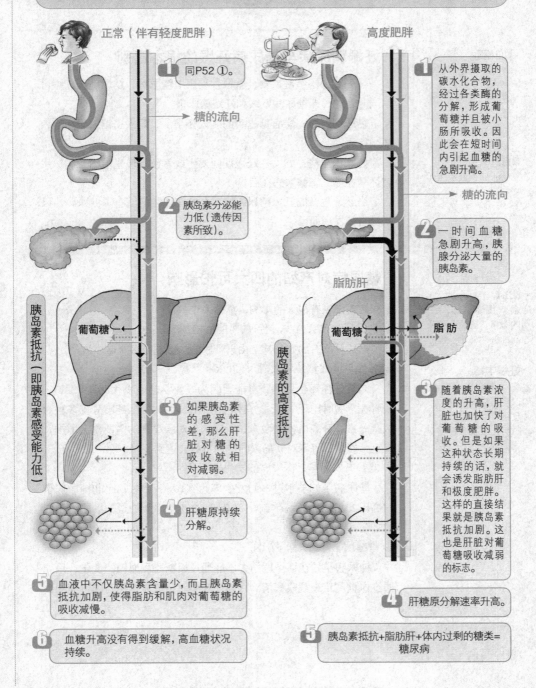

正常（伴有轻度肥胖）

1 同P52①。

→ 糖的流向

2 胰岛素分泌能力低（遗传因素所致）。

胰岛素抵抗（即胰岛素感受能力低）

葡萄糖

3 如果胰岛素的感受性差，那么肝脏对糖的吸收就相对减弱。

4 肝糖原持续分解。

5 血液中不仅胰岛素含量少，而且胰岛素抵抗加剧，使得脂肪和肌肉对葡萄糖的吸收减慢。

6 血糖升高没有得到缓解，高血糖状况持续。

高度肥胖

1 从外界摄取的碳水化合物，经过各类酶的分解，形成葡萄糖并且被小肠所吸收。因此会在短时间内引起血糖的急剧升高。

→ 糖的流向

2 一时间血糖急剧升高，胰腺分泌大量的胰岛素。

脂肪肝

胰岛素的高度抵抗

葡萄糖　　脂肪

3 随着胰岛素浓度的升高，肝脏也加快了对葡萄糖的吸收。但是如果这种状态长期持续的话，就会诱发脂肪肝和极度肥胖。这样的直接结果就是胰岛素抵抗加剧。这也是肝脏对葡萄糖吸收减弱的标志。

4 肝糖原分解速率升高。

5 胰岛素抵抗+脂肪肝+体内过剩的糖类＝糖尿病

图解妊娠型糖尿病的类型和影响

intro.

妊娠糖尿病是指怀孕前未患糖尿病，而在怀孕时才出现高血糖的症状，其发生率在3%左右。筛检的方法是在怀孕24周到28周期间，喝75g糖水，一小时后验血糖即可。

妊娠糖尿病与糖尿病妊娠的根本区别

孕妇如果不节制饮食，就很容易患上糖尿病。糖尿病和妊娠可以同时存在，即糖尿病妊娠和妊娠糖尿病。

糖尿病妊娠：患有糖尿病的病人怀孕了，病人患糖尿病在前，怀孕在后。

妊娠糖尿病：妇女在妊娠期间发生或者被发现患上糖尿病，患者怀孕在前，患糖尿病在后。

当然，也有的妊娠糖尿病患者可能在怀孕前就有了糖尿病，只是没有被发现而已。

糖尿病对产妇的四大可怕影响

糖尿病对妊娠有很大的影响，具体来说：

① 女性怀孕机会减少，流产的可能性增加

据统计，有的妇女甚至由于糖尿病的影响而多次造成流产。

② 妊娠期间血糖波动大，胰岛素依赖严重

尤其是在怀孕早期，可能会因为妊娠呕吐而发生低血糖症，或者在空腹时出现酮症。在怀孕期间，因为胎盘能够分泌多种对抗胰岛素和升高血糖的激素，所以病人对胰岛素的需要量会增加，直至分娩前，患者对胰岛素的使用量将会达到高峰。

③ 妊娠并发症和妊娠中毒的发生率增高

糖尿病孕妇羊水过多的发生率达到10%～30%，比非糖尿病孕妇高出20倍。糖尿病孕妇妊娠中毒的发生率大约是非糖尿病孕妇的5倍。

④ 肾糖阈下降，尿糖呈阳性

糖尿病孕妇在怀孕期间，不能通过尿糖监测血糖的变化，只能通过血糖测定来观察病情。因为在怀孕时，糖尿病患者的肾糖阈会下降。

⑴ 低血糖症

Hypoglycemia，是由多种病因引起的血葡萄糖（简称血糖）浓度过低所导致的一组临床综合征。

⑵ 酮症

1型糖尿病人胰岛素治疗中断或剂量不足、2型糖尿病人遭受各种应激时，糖尿病代谢紊乱加重，脂肪分解加快，酮体生成增多的症状。

⑶ 胎盘

胎盘产生多种维持妊娠的激素，它是一个重要的内分泌器官。

⑷ 妊娠中毒

妊娠中毒是指妊娠20周以后出现高血压、水肿及蛋白尿的症状，严重时可出现抽搐昏迷。

妊娠糖尿病的判断进程

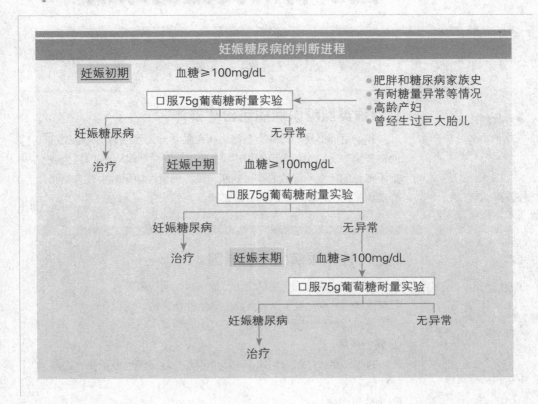

妊娠糖尿病的判断进程

妊娠初期　　血糖≥100mg/dL

口服75g葡萄糖耐量实验

● 肥胖和糖尿病家族史
● 有耐糖量异常等情况
● 高龄产妇
● 曾经生过巨大胎儿

妊娠糖尿病　　　　　无异常

治疗　　妊娠中期　　血糖≥100mg/dL

口服75g葡萄糖耐量实验

妊娠糖尿病　　　　　无异常

治疗　　妊娠末期　　血糖≥100mg/dL

口服75g葡萄糖耐量实验

妊娠糖尿病　　　　　无异常

治疗

妊娠中激素的分泌

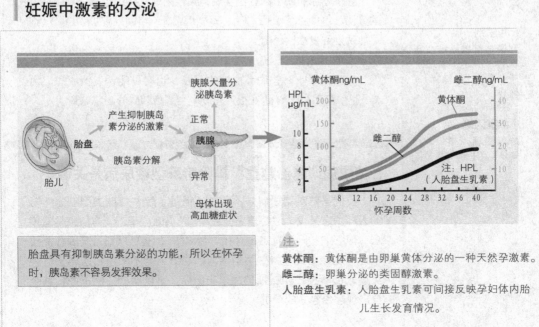

胎盘　产生抑制胰岛素分泌的激素　正常　胰腺大量分泌胰岛素

胎儿　胰岛素分解　胰腺　异常　母体出现高血糖症状

黄体酮ng/mL　　　　　雌二醇ng/mL
HPL μg/mL　　黄体酮
雌二醇
注：HPL（人胎盘生乳素）
怀孕周数

胎盘具有抑制胰岛素分泌的功能，所以在怀孕时，胰岛素不容易发挥效果。

注：
黄体酮：黄体酮是由卵巢黄体分泌的一种天然孕激素。
雌二醇：卵巢分泌的类固醇激素。
人胎盘生乳素：人胎盘生乳素可间接反映孕妇体内胎
　　　　　　　　　儿生长发育情况。

图解特殊类型糖尿病

intro.

世界卫生组织在1985年规定除了1型糖尿病、2型糖尿病、妊娠糖尿病之外的糖尿病均称为特殊类型糖尿病。特殊类型糖尿病包含的种类很多,但患者却相对较少,只占到所有糖尿病患者总数的1%左右。

❶ 继发性糖尿病
继发性糖尿病是指由于已知的原发病所致的慢性高血糖疾病。

❷ 肢端肥大症
肢端肥大症是脑下垂体因增生或肿瘤而引起的生长激素分泌过多的疾病。

❸ 库欣综合征
又称为柯兴综合征,主要表现为满月脸、多血质外貌、向心性肥胖等症状。

❹ 甲状腺功能亢进
简称甲亢。是由多种原因引起的甲状腺激素分泌过多的内分泌疾病。

❺ 利尿剂
利尿剂可以导致血压下降、脱水,大部分的利尿剂可引起低钾血症。

❻ 单基因病
单基因病是指由1对等位基因控制的疾病。

特殊类型糖尿病的包含"群体"

我们之前提到的特殊类型糖尿病在医学上又可称为"其他类型的糖尿病"。它的包含范围很广,主要由继发性糖尿病❶ 和因感染或是不常见的免疫所导致的糖尿病两大类。继发性糖尿病主要包括胰腺疾病、药物性糖尿病、内分泌疾病。

继发性糖尿病的产生原因

继发性糖尿病的含义是由于其他疾病而间接地导致糖尿病的发病。关于胰腺疾病、药物性糖尿病、内分泌疾病的发生原因,主要有以下几个方面:

① 胰腺疾病

胰腺发炎或是胰腺切除都可能会引起急性或慢性胰腺炎,进而造成糖尿病。

② 内分泌疾病

除了糖尿病属于内分泌疾病,其他内分泌疾病也会影响胰岛素的分泌。例如:肢端肥大症❷ 、库欣综合征❸ 、甲状腺功能亢进❹ 等都可能诱发继发性糖尿病。

③ 药物性糖尿病

病人如果吃一些调节血糖的药物,也有可能诱发糖尿病。另外,避孕药和利尿剂❺ 也在很大程度上会刺激胰腺分泌胰岛素。

糖尿病"越治越重"排除特殊型糖尿病是关键

我们虽然对糖尿病并不陌生,但是了解"特殊类型糖尿病"的人却少之又少。"特殊类型糖尿病"中的一部分,本质上是遗传病,但它们共同的特点是存在单基因病❻,这可以通过基因检测技术进行确诊。许多特殊类型糖尿病患者因为不知道自己属于这种类型,仍然按1型或者2型糖尿病治疗,不仅血糖控制不好,甚至会出现越治越重的情况。

从糖尿病并发症中显现出的症状

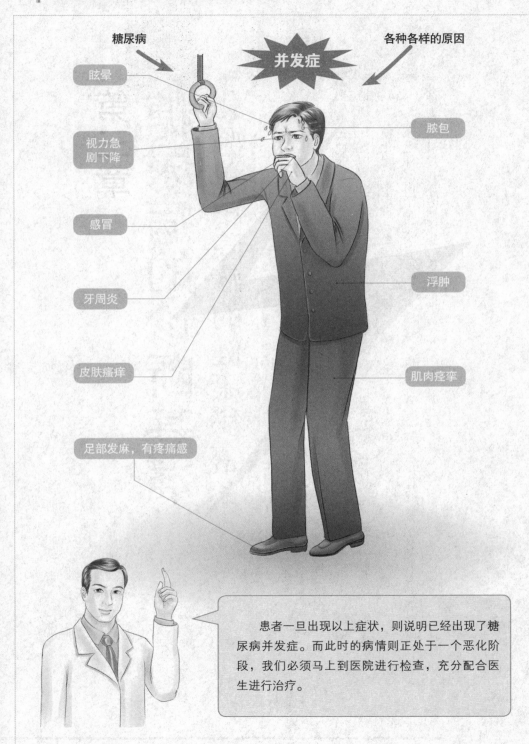

糖尿病

并发症

各种各样的原因

眩晕

视力急剧下降

感冒

牙周炎

皮肤瘙痒

足部发麻，有疼痛感

脓包

浮肿

肌肉痉挛

患者一旦出现以上症状，则说明已经出现了糖尿病并发症。而此时的病情则正处于一个恶化阶段，我们必须马上到医院进行检查，充分配合医生进行治疗。

第三章

糖尿病的诊断基准

化验单中隐藏的健康秘密

糖尿病的诊断依据主要是检测血糖，但是有些患者的症状不太明显，所以很容易出现漏诊的现象。因此我们去医院就诊的时候，除了检查血糖之外，也逐渐增添了其他的检查手段，例如：糖化血红蛋白、空腹血糖、餐后2小时血糖、尿常规、血C-肽、肝肾功能、血脂、血黏稠度等。而其中的糖化血红蛋白也已经成为继血糖之后的又一大可依靠指标。

除此之外，由于糖尿病并发症来势凶猛，极易导致死亡，所以像眼底检查、肝肾功能检查等都是我们治疗和预防糖尿病的重要依据。

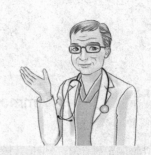

本章看点

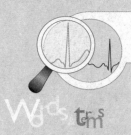

了解自己的糖尿病现状

intro.　检查糖尿病有多种方法，可以依据糖尿病的表现，可以依据血糖，也可以依据2010年美国糖尿病协会提出的用糖化血红蛋白诊断糖尿病。除此之外还有尿常规、血胰岛素、血胰升糖素、血C-肽、肝功能、肾功能、血脂、血液黏稠度等检查手段。

⊙ SI 制

国际单位制，国际计量会议以米、千克、秒为基础所制定的单位制。

mmol/L与mg/dL的意义

我们在医院进行有关糖尿病的一系列化验中，总能看到这样的单位，例如：mmol/L或是mg/dL，这些单位究竟是什么意思呢？它们所表示的内容是相同的吗？

mmol/L（毫摩尔/升），mg/dL（毫克/分升）这是现行的两大单位系统，分别称为浓度、质量单位。"mg/dL"就是我们以前使用的传统单位，"mmol/L"是国家推行的法定计量单位，它是以物质浓度为基础的国际单位制(SI制)。

糖尿病检测第一步——在家进行的"尿糖检测"

尿糖是指尿中含糖，普通人的尿糖值一般为"阴性"（用"-"表示）。糖尿病患者由于血糖偏高，很容易尿液中含糖，因此称之为"阳性"（用"+"表示）。为了预防糖尿病，合理调节血糖，必须经常掌握自己的身体状况。即使不用去医院也要简单地在家进行尿糖检测，以此来掌握糖尿病的发病情况。

　⊙ 尿糖试纸法：

① 将尿糖试纸放入盛有小便的容器内。

② 取出后，略微等待片刻。

③ 30秒之内，与试纸包上标有的不同尿糖色值比色，来确定尿糖的含量。

血糖与尿糖不可相提并论

有些糖尿病患者在血糖不很高时，尿糖可能也为阴性。尿糖阴性的糖尿病可见于以下两种情况：

① 空腹血糖高于7.0mmol/L（126mg/dL）

血糖在这个水平时，尿糖可能呈现为阴性。

② 老年人血糖超过11.1mmol/L（200mg/dL）

老年人，特别是有动脉硬化的老年人，肾糖阈可能升高，尿糖也可能是阴性的。

轻松快捷的
尿糖检测法

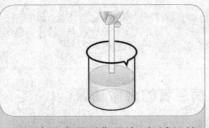

用干净的容器采集尿液，把试纸放入其中，然后迅速取出。

顺着容器边缘除去试纸上附着的多余尿液。

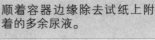

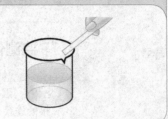

取出试纸后，等待一段时间，将显现出的颜色与色调表对比，最接近颜色的数值即为测试结果。

早饭前检查尿液时，首先应在检查前20~30分钟内排尿一次。检测时需重新排尿，再进行检测。开始正规治疗后，由于饭前尿液中不含有糖分，所以要采集饭后1~2小时的尿液。

试纸在各大药店均有销售

三餐过后
血糖与尿糖的亲密关系

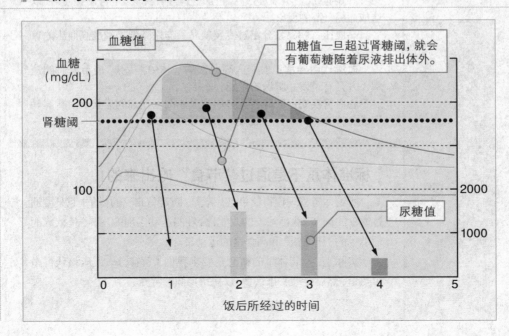

血糖值

血糖值一旦超过肾糖阈，就会有葡萄糖随着尿液排出体外。

血糖（mg/dL）

200

肾糖阈

100

尿糖值

2000

1000

0   1   2   3   4   5

饭后所经过的时间

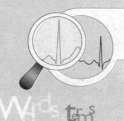

体重监测是自我管理的第一步

intro.

糖尿病患者进行自我监测最简单可行的就是测量体重。如前面所述，肥胖是糖尿病的大敌。特别是父母或祖父母的家庭中有糖尿病患者的人，尽管现在不是糖尿病患者，但也存在糖尿病易感体质。

❶ 胆固醇

胆固醇又称胆甾醇，是一种环戊烷多氢菲的衍生物。

❷ 粥样硬化

动脉硬化是血管病中常见的且最为重要的一种。一般先从细胞内膜开始有脂质和复合糖类的积聚，然后是纤维组织增生及钙质的沉着。

监测体重是2型糖尿病患者的必做功课

2型糖尿病血糖稍高的患者，平时要尽力将血糖控制在正常范围内。因此，严格地测量体重，避免过胖，是避免诱发糖尿病最直接的途径。

不仅如此，每日检测体重也是判断饮食疗法和运动疗法是否有效的重要指标。糖尿病患者要养成按时（每天早上起床后）测量体重的习惯。

但是，对于一些患者来说，短时间内体重骤降也未必是件好事。如果体重急剧下降，有可能预示着病情恶化，遇到这种情况时，要果断地与主治医生商量。

肥胖是威胁女性健康的"天敌"

肥胖的女性极易因内分泌失调而引发各种疾病，尤其是糖尿病、高血压和血脂代谢异常等这几类常见病。

糖尿病：肥胖会造成血液中胰岛素分泌过度，尤其是严重的肥胖患者，他的空腹血糖浓度很高，再加上进食后胰岛素的分泌缓慢，所以造成血糖升高的现象。

高血压：胰岛素分泌过度及胰岛素作用减低是造成高血压的首要原因。

血脂代谢异常：血脂太高会影响身体中胆固醇❶流至肝脏的速率，并且有诱发心脏病的可能。

心血管疾病：肥胖者大多伴有血脂浓度过高的症状，因此容易形成血管的粥样硬化❷，诱发心肌梗死等疾病。

标准体重不是通过"节食"吃出来的！

所谓体重管理说得简单点儿就是：管理好自己的体重！它是要通过饮食的调节、生活习惯的改变、合理的运动实现的。并不是依靠简简单单的"不吃饭"和高强度的运动量。

实际上，控制体重的概念是要求我们了解自己一天应该获得多少热量，然后合理安排饮食，以获得均衡的营养。

糖尿病
"稳居"八大疾病之首

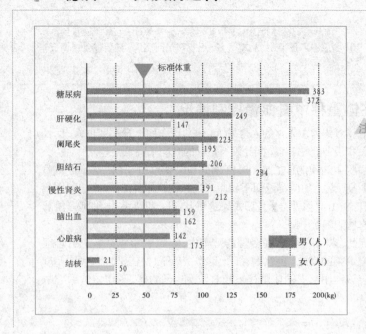

注：肥胖患者在我国已经不再是少数了，由于体内脂肪无限制的堆积，使得肥胖人群比普通人更易招惹上糖尿病。

糖尿病患者减肥要有度

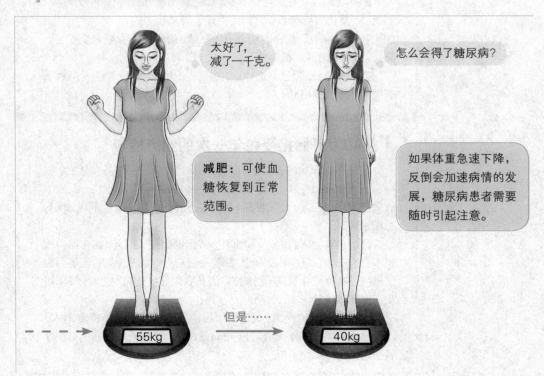

太好了，减了一千克。

减肥：可使血糖恢复到正常范围。

但是……

55kg

怎么会得了糖尿病？

如果体重急速下降，反倒会加速病情的发展，糖尿病患者需要随时引起注意。

40kg

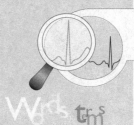

体重减轻是"看得见"的降糖效果

intro.　2型糖尿病的治疗以饮食疗法和运动疗法为主,但是肥胖患者最先考虑的应该还是减肥。也有很多人不仅要消除肥胖,还要将血糖调节到正常范围之内。

① 收缩期血压
一般是指 60 岁以上的老年人收缩压高于正常水平,但是舒张压正常,这是一种独立类型的疾病。

② 巨大胎儿
胎儿体重 ≥ 4kg 称为巨大胎儿。

在体重秤中看血糖控制情况

肥胖者比体重正常的人食量大,进食后血糖上升幅度也大,而且在饭后和饭前会吃零食,因此没有足够的时间来降低血糖。

胰腺中的B细胞在血糖升高期间也会继续分泌胰岛素,进食后血糖太高,无论如何都返回不到原来的状态。血糖在4~6个小时之内持续升高,B细胞就会疲劳。如果这种状况长期持续,B细胞分泌胰岛素的功能就会下降。

因此,将体重控制在合理的范围内,是每一位糖尿病患者必须要高度重视的问题。也就是说,无论您是属于1型还是2型糖尿病,每天都应该利用家里的体重秤来随时监测自己的体重变化,做到心中有数。

肥胖与糖毒性的潜在联系

肥胖者因暴食导致血糖升高,加之胰岛素抵抗性明显,不易使血糖降低。血糖经常处于较高状态的人细胞吸收血液中葡萄糖的能力也会降低,最终导致血糖完全不能下降,这就是所谓的"糖毒性"。

据相关统计,超过标准体重20%以上的肥胖者,比普通人患糖尿病的概率至少高出3倍。

从40岁开始接受每年一次的健康检查

有潜在糖尿病的人,患有肥胖(BMI为25以上)、高血压(收缩期血压①140mmHg以上,舒张期血压为90mmHg以上)的人,家族中有患糖尿病史的人,妊娠糖尿病患者或分娩过巨大胎儿②的人,均易患糖尿病。

已经患有糖尿病的人,即血糖步入糖尿病范围的人,在初期阶段也不会有任何自觉症状。因此,想要通过自觉症状来了解自己是否为糖尿病易感体质几乎是不可能的。因此我们建议在40岁之后,每年接受一次健康体检。

定期的健康检查,应该包括饭后的尿糖检测和血糖检测,如果检查血糖时"空腹血糖"超过了126mg/dL,那么患有糖尿病的可能性就很高。

在健康检查中发现糖尿病

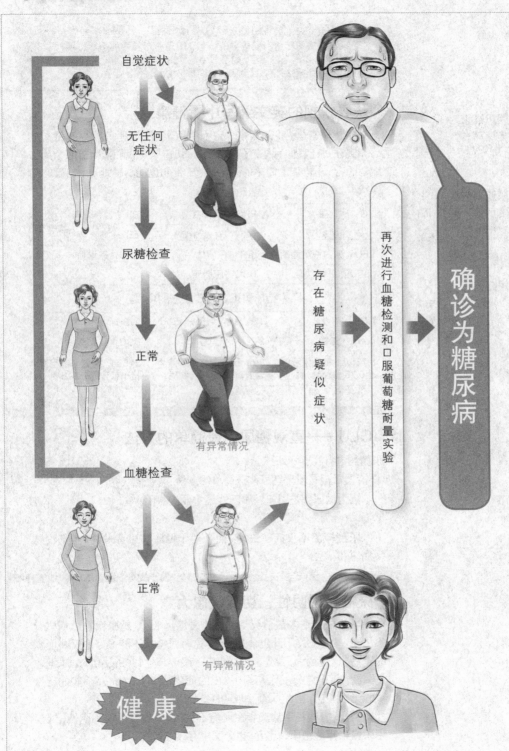

自觉症状

无任何症状

尿糖检查

正常

有异常情况

血糖检查

正常

有异常情况

存在糖尿病疑似症状

再次进行血糖检测和口服葡萄糖耐量实验

确诊为糖尿病

健康

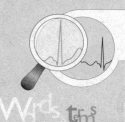

糖尿病的必查项目——**尿常规**

intro. 尿常规是医学检查中"三大常规"项目之一。它对于糖尿病和泌尿系统疾病的筛查有着重要的价值。随着科学技术的不断发展，尿常规的"内涵"越来越丰富，检查项目已经由传统的多种发展到现在的十多种，并且也已经进入了全自动的仪器化检测时代。

① 尿胆红素
用于肝病患者的尿液检验，正常人尿中胆红素应为阴性。

② 尿亚硝酸盐
测定尿液中是否存在亚硝酸盐就可以快速间接地知道泌尿系统细菌感染的情况。

③ 尿红细胞
尿红细胞，即尿液中出现的红细胞。尿红细胞增多是泌尿系统疾病。

从尿常规的英文缩写中看健康

提起尿常规，我想大家一定不会陌生，但是那一行行的英文缩写却实在是让我们有些"不知所云"。其实只要我们弄明白每个英文缩写的含义，再加上简单的医学知识，我们也能清楚地了解自己的健康状况。

SG：尿比重	PRO：尿蛋白	BIL：尿胆红素①
pH：尿酸碱度	GLU：尿葡萄糖	ERY：尿红细胞③
LEU：尿白细胞酯酶	KET：尿酮体	BLD：尿潜血
NIT：尿亚硝酸盐②	UBG：尿胆原	

以上"＿＿＿"为糖尿病患者需要注意的项目。

NEG：阴性	150/ML：每微升150个	WBC：白细胞
norm：正常	2+：两个加号"++"	RBC：红细胞
0.75g/L：每升尿液中含0.75g被检物质	3mmol/L：每升尿液中含有3mmol被检物质	3~5/LP：每低倍镜视野检出某种成分3~5项

GLU——直观糖尿病最简单的方法

尿糖测定有几点好处：

① 检查尿糖是发现糖尿病最简单的方法

因为糖尿病是引起糖尿阳性最主要的原因。

② 尿糖检测无疼痛

尿糖检测不仅简单快捷，而且对于糖尿病患者来说，丝毫没有疼痛感。

尿糖呈现阴性，切莫疏忽大意

虽然尿糖在多数情况下能反映血糖水平，但是尿糖和血糖毕竟不是同一种物质，因此也会有例外，这时尿糖就不能很好地反映血糖的水平。这是因为，首先，尿中排糖一般要超过150mg/dL时，尿糖才呈阳性。而正常人每天从尿中排出的葡萄糖少于100mg，一般的定量试验无法检出，因此尿糖呈现阴性，这样就会误诊。

另外，有些糖尿病患者在血糖不很高时，尿糖可能为阴性，若仅用尿糖来筛选糖尿病患者，也会发生漏诊等情况。

尿常规化验单内隐藏的健康秘密

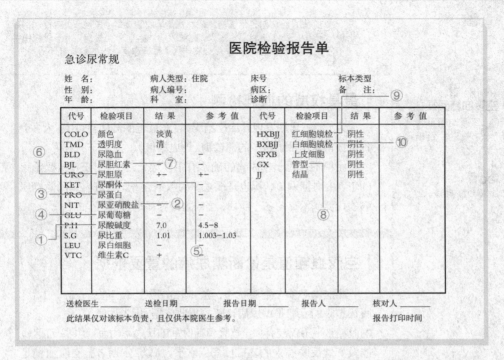

医院检验报告单

急诊尿常规

姓 名:	病人类型: 住院	床号	标本类型
性 别:	病人编号:	病区:	备 注:
年 龄:	科 室:	诊断	

代号	检验项目	结果	参考值	代号	检验项目	结果	参考值
COLO	颜色	淡黄		HXBJJ	红细胞镜检	阴性	
TMD	透明度	清		BXBJJ	白细胞镜检	阴性	
BLD	尿隐血	–	–	SPXB	上皮细胞	阴性	
BJL	尿胆红素	–	–	GX	管型	阴性	
URO	尿胆原	+-	+-	JJ	结晶	阴性	
KET	尿酮体	–	–				
PRO	尿蛋白	–	–				
NIT	尿亚硝酸盐	–					
GLU	尿葡萄糖	–	–				
P.H	尿酸碱度	7.0	4.5~8				
S.G	尿比重	1.01	1.003~1.03				
LEU	尿白细胞	–					
VTC	维生素C	+					

送检医生 _____ 送检日期 _____ 报告日期 _____ 报告人 _____ 核对人 _____

此结果仅对该标本负责，且仅供本院医生参考。　　　　　　　　报告打印时间

① 尿酸碱度: 与饮食有密切的关系，多吃蔬菜、水果则尿呈碱性，而吃荤菜过多时可呈酸性。

② 尿亚硝酸盐: 正常参考值为阴性。若呈阳性则多见于膀胱炎、肾盂肾炎等。

③ 尿蛋白: 正常参考值为阴性。若呈阳性则多见于急慢性肾小球肾炎、急性肾盂肾炎等。

④ 尿葡萄糖: 正常参考值为阴性。若呈阳性多见于糖尿病、甲状腺功能亢进、胰腺炎等疾病。

⑤ 尿酮体: 正常参考值为阴性。若呈阳性见于糖尿病酮症、妊娠呕吐、腹泻等病。

⑥ 尿胆原: 正常参考值为弱阳性。阳性见于溶血性黄疸、肝病等。阴性见于梗阻性黄疸。

⑦ 尿胆红素: 正常参考值为阴性。阳性多见于胆石症、胆道肿瘤。

⑧ 管型: 管型是在肾小管内形成的，呈管状。它的出现对肾脏疾病诊断具有重要意义。

⑨ 红细胞镜检: 正常人尿液内应该没有红细胞。

⑩ 白细胞镜检: 正常人尿液内可含有少量白细胞。

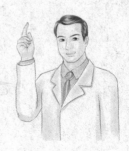

尿常规检查是从怀孕开始直至分娩期。每位孕妇在怀孕期间都要进行9~13次尿常规检查。

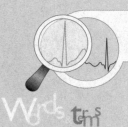

糖尿病的必查项目——**血糖检测**

intro.

血糖的检测对于了解糖尿病状况是非常重要的。在前一页中说明的尿糖检测具有操作便利、能及早掌握糖尿病危险信号的优点。由于尿糖值并不能完全反映血糖的情况，所以它作为了解糖尿病状况的数据还不充分。

❶ 空腹血糖受损

IFG，空腹血糖受损属于一个从正常到糖尿病的过渡阶段。

❷ OGTT

口服葡萄糖耐量试验。

最具权威的血糖检测

为了能够早期发现并治疗糖尿病，在最近的健康检查中，大多会抽取血液来检测血液中的葡萄糖（即血糖值）。

血糖不仅对于糖尿病的确诊有重要意义，而且对正在接受治疗的患者的血糖调节状况也是很重要的数据之一。可以这么说，从糖尿病的检测到治疗的各个阶段，血糖的检测都是必不可少的！

空腹血糖值是诊断糖尿病的重要依据

测血糖必须在空腹状态，这点非常重要。处于空腹状态时的血糖是糖尿病诊断的重要依据，因为这时的血糖水平不仅没有加上饮食负荷时基础状态下的血糖水平，而且也能较好地反映病人的基础胰岛素水平。所以，定期查验空腹血糖是必要的。

正常人的空腹血糖一般低于6.1mmol/L（110mg/dL），超过这个数值就可以算是血糖升高或者空腹血糖受损❶（IFG），如果空腹血糖大于或者等于7.0mmol/L（126mg/dL），那就可以确定为糖尿病了。

餐后2小时血糖——诊断糖尿病强有力的保护盾

一些2型糖尿病患者的空腹血糖可能不高，甚至血糖数值正常，可是在用餐后2小时，血糖却升得很高，远远超过了用来诊断糖尿病的标准。因此，诊断糖尿病餐后2小时的血糖数值比空腹时的血糖数值更精确。

测查餐后血糖，应该从吃第一口饭时开始计算时间，这样测出来的餐后2小时血糖的数值才是比较准确、可靠的。**一般来说，正常人在餐后2小时，血糖数值不应该超过7.8mmol/L（140mg/dL）**，如果超过了这个数值，那么就要视为血糖升高。当餐后2小时血糖超过了11.1mmol/L（200mg/dL），那基本上可以确诊为是糖尿病了。

糖尿病诊断的顺序

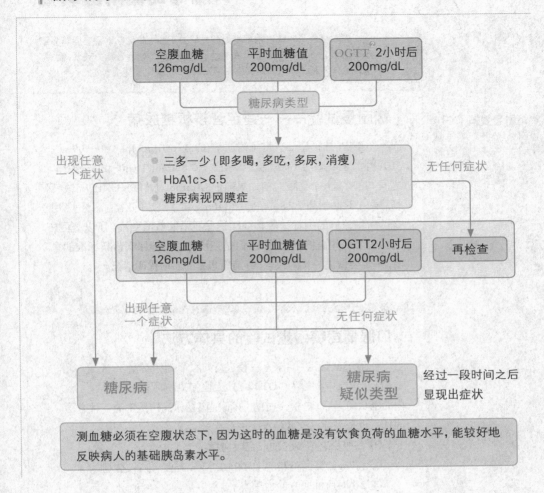

测血糖必须在空腹状态下,因为这时的血糖是没有饮食负荷的血糖水平,能较好地反映病人的基础胰岛素水平。

糖尿病的诊断基准

糖尿病的诊断基准			
	空腹血糖值 (mg/dL)	平时血糖值 (mg/dL)	HbA1c (糖化血红蛋白)
无异常	<110	<140	<5.6
需要引起注意	110~126	140~200	5.6~6.5
需要就诊	>126	>220	>6.5

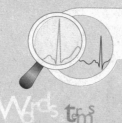

糖尿病的必查项目——口服葡萄糖耐量试验

intro.

糖耐量就是人体对葡萄糖的耐受能力。如果糖耐量试验在服糖后2小时血糖介于7.8~11.1mmol/L的话，就表明机体糖耐量能力减低，也就是说身体对糖的吸收和利用比正常人差了，即糖耐量受损[1]。

糖耐量受损（IGT）
糖耐量受损不等于被确诊为糖尿病，而是提示血糖正在向糖尿病方向逐渐逼近。它是一个警告概念，或者说仅仅糖耐量受损并非完全属于糖尿病。

糖耐量试验——一锤定音辨析糖尿病

在正常的情况下，空腹血糖通常在3.3~6.1mmol/L（60~109mg/dL）之间，而餐后两小时血糖应该在3.3~7.8mmol/L（60~139mg/dL）之间。这就是说，空腹血糖如果高于6.1mmol/L（110mg/dL），或者餐后两小时血糖高于7.8mmol/L（140mg/dL），就不正常了。不过，用来诊断糖尿病的指标一般都要比这些正常的数值要高。所以，**医护人员对于那些血糖明显升高，但是还没有达到糖尿病诊断标准的患者，一定要做进一步的检查，弄清楚患者的血糖代谢情况。**

口服葡萄糖耐量试验的具体方法

糖耐量试验，在临床上一般进行口服葡萄糖耐量试验，在英文中简称为OGTT。它是通过在增加了人体内的糖负荷之后，再检查血糖，从而提高糖尿病检测率的一种方法。同样它也是需要在空腹情况下进行。

① 在服糖之前要先抽取空腹血糖。

② 将75g的葡萄糖粉溶于300mL水中，并在5分钟之内服下。

③ 2小时后抽血查验血糖水平。

注：儿童在进行这项试验时，应该按照每千克体重1.75g的标准服用葡萄糖。如果孩子服糖有困难，那么也可以进行静脉糖耐量试验。

口服葡萄糖耐量试验——40岁人群的首选

年过四十，长期摄入高热量饮食、缺乏运动的人属于糖尿病高危人群，他们很有必要去查查糖耐量。因为这个年龄段有许多"工作狂"，他们一忙起来就容易忽视自己的健康，等到感觉身体不适甚至出现并发症才去检查，这时候往往已经患上了糖尿病。

全球糖尿病患者数量急剧增长

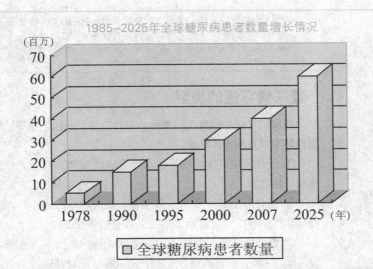

1985-2025年全球糖尿病患者数量增长情况

（百万）

□ 全球糖尿病患者数量

当前，糖尿病困扰着全球2.46亿人口。预计到2025年，其影响人数约为4亿。世界卫生组织估计，由于受到人口增长、老龄化、不健康的饮食、肥胖和久坐不动等生活方式的影响，到2015年发达国家患糖尿病的人群年龄将在65岁或65岁以上，而在发展中国家，年龄在35~64岁的大多数人群将受到糖尿病的困扰。

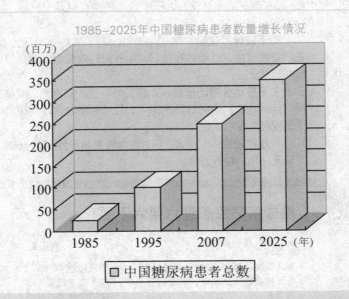

1985-2025年中国糖尿病患者数量增长情况

（百万）

□ 中国糖尿病患者总数

我国糖尿病患病率在过去20年中上升了4倍，仅在2009年，我国糖尿病发病人数就已经超过印度，成为世界糖尿病发病率最高的国家。而在中国男性人口中，30岁至60岁年龄段者该病的发病率增长更快。中国人口中"糖调节受损"者也是这个年龄段居多，而该现象正是介于正常和糖尿病之间的一种危险征兆。

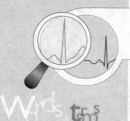

不可或缺的辅助检查——下肢体位试验

intro.

糖尿病足是糖尿病的一种常见并发症，它的主要症状是下肢皮肤瘙痒、干燥、无汗、足部毛发少且颜色加深，有时双足甚至伴有袜套样麻木感，患者的足部有水泡、肿胀等情况时应及时就医。

动脉闭塞
主要症状为全身麻木、怕冷、间歇跛行、瘀血等。

糜烂
即黏膜处浅表性坏死性缺损，且仅限于黏膜表层。

超声检查
主要利用人体对超声波的反射进行观察。

糖尿病坏疽的类型

糖尿病坏疽在临床上一般分为三种类型，分别是：**干性坏疽**、**湿性坏疽**以及**混合性坏疽**。

① **干性坏疽**：主要由于中小动脉闭塞导致，具体表现为肢端末梢干枯变黑。

② **湿性坏疽**：主要由于微血管基底膜增厚所致，具体表现为局部软组织糜烂，形成大脓腔，且伴有较多分泌物。

③ **混合性坏疽**：主要由于中小动脉闭塞和微血管基底膜增厚两方面原因所致，具体表现为干性坏疽和湿性坏疽的综合。

三大检查提前预防糖尿病坏疽

糖尿病患者除了平时自我观察是否存在下肢皮肤瘙痒、干燥、无汗等现象，以下这三种检查也是十分必要的。

• **下肢体位试验**：糖尿病患者抬高下肢30~60秒后，若肢体下垂后呈紫红色，且在15秒过后，由苍白转向红润，则是下肢供血不足的表现。

• **下肢动脉搏动检查**：在膝关节后面的腘窝处，或是足背处触摸动脉搏动（同中医诊脉相同），若是出现动脉搏动减弱或是消失则是糖尿病足的表现。

• **超声检查**：超声检查的敏感性和特异性极其准确，是一种无痛无创伤的检查方法。

糖尿病坏疽患者六要六不要

六要	六不要
• 每天认真洗脚，定期使用酒精消毒。 • 每天检查双脚的颜色，查看是否有损伤。 • 适时修剪趾甲。 • 预防冻伤或烫伤。 • 选择合适的鞋袜。 • 定期到医院检查足部情况。	• 不要用超过40℃以上的水洗脚。 • 不要光脚走路。 • 不穿不合适的鞋袜。 • 不宜用有害药品。 • 避免通过走鹅卵石路健身。 • 不要过度抓挠皮肤。

糖尿病坏疽的自我诊断（1）

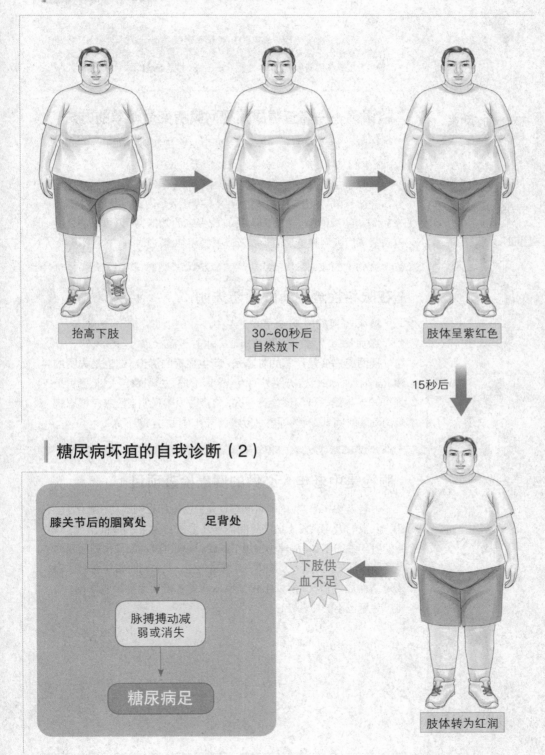

抬高下肢

30~60秒后
自然放下

肢体呈紫红色

15秒后

糖尿病坏疽的自我诊断（2）

膝关节后的腘窝处

足背处

脉搏搏动减
弱或消失

糖尿病足

下肢供
血不足

肢体转为红润

不可或缺的辅助检查——下肢体位试验

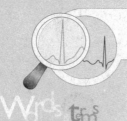

不可或缺的辅助检查——眼科筛查

intro.

眼睛是全身器官中最重要的部分，许多疾病都可以引起视网膜病变。糖尿病患者只要一经确诊，就应该检查眼底，并保证每年检查一次，这是尽早发现糖尿病的最好方法。患糖尿病5年以上者，最好每半年检查一次。

① 视网膜血管扩张

一种视力障碍，在眼底检查和血管造影中显示为视网膜血管异常，主要包括：毛细血管扩张扭曲、静脉扩张、渗出性视网膜脱离等。

② 出血

特指眼底出血，主要以毛细血管病变最为常见，尤其是来自静脉方面的出血，多发生在患者的局部。

检眼镜——筛查糖尿病视网膜病变最简单的方法

检眼镜是由德国科学家赫尔曼·冯·亥姆霍兹发明的。在此之前，医生们只能用放大镜来观察眼部情况。

检眼镜主要是用来观察患者的瞳孔——眼睛中央的"黑洞"部分。它的原理是发出一束很细的光射入患者眼睛内部，以便医生看到光束到达的视网膜部位。因为具有放大镜的功能，所以可以清楚地看到眼球后视网膜上的血管以及周围的视神经。

在眼科检查中有效预防失明

糖尿病视网膜病变早期表现为视网膜血管扩张①、微血管瘤，严重者会导致出血②、水肿等症状。

视网膜病变最严重的标志是：新生血管的渗出，这也是失明的预兆。因为眼底检查需要具有专业知识的医生来操作，因此患者最好每隔半年到眼科门诊检查一次，检查时只要说明自己患有糖尿病及患病的时间，眼科医师就可做出具有针对性的判断了。

眼检是中老年人必做的健康检查项目

中老年人中最常见的眼科问题就是白内障和视网膜动脉硬化了。80岁以上的老年人患上白内障的概率几乎是95%。白内障的出现，表明随着年龄的增加，晶体中出现了浑浊。而视网膜动脉硬化则反映的是身体内部的问题，大多集中在中年人身上。发病同时常伴有糖尿病或是高血压等情况，所以不仅是糖尿病患者需要定期检查眼部，高血压患者也不能掉以轻心。

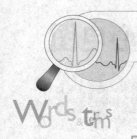

不可或缺的辅助检查——**糖化血红蛋白**

intro. 糖化血红蛋白是血液中红细胞内的血红蛋白与血糖结合的产物。它与血糖浓度成正比，主要特点是保持时间长。可以监测120天之前血糖浓度的变化。

● **糖化血红蛋白**

血液中红细胞内的血红蛋白与血糖结合的产物。它与血糖浓度成正比，并且与血红蛋白结合生成糖化血红蛋白，是一个不可逆反应。

糖化血红蛋白——血糖控制的"黄金指标"

糖化血红蛋白的英文代号为HbA1c。糖化血红蛋白测试通常可以反映患者近8~12周的血糖控制情况。因为糖化血红蛋白在人体内的生成比较慢，排出也比较慢，并且与人体内的血糖水平大致相当。所以，糖化血红蛋白能够反映出患者采血前两个月内的平均血糖水平，它是反映糖尿病患者在较长时间内对血糖控制水平的一个良好的数值指标。

糖化血红蛋白不能完全反映血糖的变化

当空腹血糖为125mg/dL时，并不能够诊断是糖尿病，但是当空腹血糖达到126mg/dL时，基本上就能确诊为糖尿病了。可是，糖化血红蛋白却难以分辨出这一细微的变化，因此也就不能用它来作为诊断糖尿病的指标。不过，在测量准确、规范的条件下，糖化血红蛋白是可以作为糖尿病诊断标准的。因为它比较稳定，也不用考虑是否空腹，只需要测量一次就可以了。当糖化血红蛋白超过6.5时，基本上可以诊断为糖尿病。

血糖达标的三大基准

只有**空腹血糖和餐后2小时血糖和糖化血红蛋白**均达到标准值，那才能够真正说明血糖达标。

理想的控制目标应该是：

① 空腹血糖在3.9~6.1mmol/L

② 餐后2小时血糖在7.0mmol/L

③ 糖化血红蛋白在6.5以下

这要求我们不仅要控制基础状态下的空腹血糖，还要控制负荷状态下的餐后血糖。只有这个值控制好了，糖化血红蛋白才能降到理想水平，进而延缓并发症的发生。

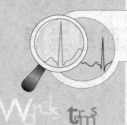

一定要做的辅助检查——**心电图**

intro.　心电图指的是通过心电描记器从体表引出多种形式的电位变化的图形（简称ECG）。心电图是心脏兴奋的发生、传播及恢复过程的客观指标。

❶ Q波

主要是评估心梗的重要波型。

❷ S-T段

由QRS波群结束到T波开始的平线，正常时接近于等电位线，向下偏移不应超过0.05mv。

❸ T波

属于心电图5个波段之一，T波异常变化则会诱发脑血管异常、冠心病等疾病。

糖尿病性心脏病——威胁生命的罪魁祸首

在2型糖尿病患者中，糖尿病心脏病是导致患者死亡的主要原因之一。**糖尿病心脏病主要包括：糖尿病冠心病、心肌病和糖尿病心脏自主神经病变。**糖尿病性心脏病发病比较早，糖尿病患者伴冠心病常表现为无痛性心肌梗死，梗死面积比较大。病情大多数都比较严重，病死率较高。

糖尿病心肌梗死的四大症状

① 消化道症状

　　约有30%的患者伴发有恶心、呕吐、腹胀等现象。

② 胸部症状

　　心肌梗死的主要症状为胸痛，有时发生在熟睡中，酷似心绞痛，但疼痛甚为剧烈。

③ 先兆症状

　　胸闷、气短，有的时候出现心绞痛或者心前区不适。

④ 体征

　　面色灰白、多汗、呼吸紧迫，伴有发热现象。

心电图检查——排查心肌梗死的"得力"助手

很多病人发病后几小时甚至十几小时即可显示出明确的异常心电图。并且，急性心肌梗死的心电图是以缺血型、损害型和坏死型综合出现。

　　① **病理性**Q波：主要特征是面向心肌坏死区的导联显示出病理性。

　　② **S-T段 抬高**：特点是面向损伤部的导联，显示出S-T段异常升高。

　　③ **缺血型**T波：又称倒置T波，提示心肌下缺血。

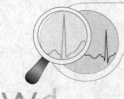

一定要做的辅助检查——**肝肾功能检测**

intro.　　肝功能检查是通过各种生物化学的试验方法检测与肝脏功能代谢有关的各项指标。肾功能检查是研究肾脏功能的试验方法。常用尿液显微镜检查和化学检查来衡量肾功能的变化。

❶ 血钾

血钾症有急性与慢性两类,急性发生者为急症,发病时应立刻送往医院,否则可能导致心搏骤停。

❷ 血钙

血液中的钙几乎全部存在于血浆中,这里主要是指血浆钙。

❸ 血磷

血磷主要是指血中的无机磷,它总是以无机磷酸盐的形式存在。

肝肾功能监测是糖尿病患者的"保护伞"

严格来讲,糖尿病患者从发病起,就应每隔1~3个月检查一次肝肾功能。因为一般患者除了服用降糖药物外,常常还服用降压、调脂等多种药物,这些药物或多或少对肝肾功能都有一些损害。一旦发生药物性的肝肾损伤,要及时与医生沟通,调整治疗方案。

从肝肾功能化验单中看健康

常用的肝功能检查项目包含:谷丙转氨酶(ALT)、谷草转氨酶(AST)、碱性磷酸酶(ALP)等。

缩写	项目	正常值	意义
ALT	谷丙转氨酶	0~40	超出正常值则多见于肝硬化、慢性肝炎等疾病
AST	谷草转氨酶	0~37	超出正常值则表明肝脏受损严重
ALP	碱性磷酸酶	53~128	超出正常值则表明骨病或是肝病
ALB	白蛋白	35~55	严重时可导致重度脱水和休克
CHOL	总胆固醇	3.35~6.45	过高则多见于高脂血症、动脉粥样硬化、糖尿病、肾病综合征等

肾功能的检查多是用于急慢性肾炎、肾病、尿毒症等疾病的筛查。主要包含项目有:血尿、血肌酐、尿蛋白等。

糖尿病肾病患者万不可掉以轻心

除了药物因素外,糖尿病肾病到晚期也会严重影响肾功能,因此定期的肾功能检查就显得更为重要了。与此同时,还需要进行离子系列的相关检查,及时了解钙磷代谢的情况,了解血钾的情况。糖尿病肾病出现肾功能不全后,常常会伴随血钾❶、血钙❷和血磷❸的异常,这都需要患者提前注意。

第四章

食品交换表

卸去糖尿病患者的饮食束缚

在治疗糖尿病的过程中，饮食疗法是最基础的，也是最直接的。如果我们能把饮食上所要注意的问题全部解决，在一日三餐中知道什么食物对健康有益，什么食物坚决不可碰，那么不管对于糖尿病确诊患者，还是疑似患者来说，疾病本身并不可怕，它是完全可防可控的。可是现在的患者只关注了应该吃什么，或是怎样吃，而完全忽视了食物的热量应该怎么把握才可以保持血糖在一定的范围内。

本章我们将邀请4名糖尿病患者和营养师、医生共同对话，解决日常生活中所遇到的各类饮食问题。并把生活中的每种食物按照80千卡进行分类，提出『食品交换表』和『营养指示单』的概念，为糖尿病患者制订合理的饮食方案，将饮食疗法运用到生活的任何角落！

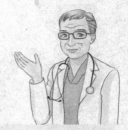

本章看点

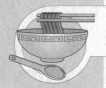

"食量" 因人而异

intro. 饮食治疗对糖尿病患者尤为重要。无论您是属于哪种糖尿病类型，无论您身处何地，饮食治疗是无处不在的。我们甚至可以这么说，没有完善的饮食疗法，就没有对糖尿病的满意控制。

饮食疗法的关键在于确定食量

医生："现在我们开始学习糖尿病的饮食疗法，但首先必须确定的是，适合每位患者每天的食量。"

患者A："食量? 这个是什么意思? "

医生："所谓食量就是指患者每天摄入的热量，通常用千卡（kcal, 1kcal=4.186kj）来表示。原则上应该是由医生针对每位患者的自身情况而制订的，这就叫作'指示热量'。它表达的是'一天正常活动所需的热量'，因此，也可以称作'每日必要热量'或者'每日摄取热量总和'。"

患者B："原来如此。医生给我开具的指示热量是1800kcal，也就是说，我每天所需的热量是1800kcal，所吃的食物也应该保持这个总量，对吧。"

医生："对。按照您的指示单上所写，每天吃下去的热量总值既不能超过1800kcal，也不能少于1800kcal。"

患者A："我的是2000kcal。"

患者D："我的是1400kcal。"

营养师："嗯，所以说指示热量是因人而异的。"

首先测量自己的标准体重

患者A："但是，为什么会有不同呢? 医生是根据什么来确定指示热量的呢? "

医生："指示热量是综合了患者的身高、体重、年龄、性别、运动量、有无并发症等多种因素考虑之后才确定下来的。"

患者A："您能再具体说明一下吗? "

医生："就拿身高举例吧，大家都知道在行驶了同等距离的情况下，大型车比小型车消耗的汽油更多。因此，高个子的人比矮个子的人消耗的能量也要多些。"

患者D："那，性别和年龄代表什么呢? "

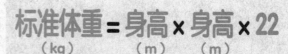

标准体重 ＝ 身高 × 身高 × 22
（kg）　　（m）　　（m）

[例] 假如患者身高1.66m，那么标准体重为：

1.66 × 1.66 × 22 ≈ 61（kg）

医生："一般来说，男性和女性区别不大。但假如患者是孕妇，那么为胎儿考虑的话，每天摄取的热量就必须增加。谈到年龄的话，小孩子因为处于生长期，所需热量和大人几乎没有不同！但另一方面，老年人或者能量消耗较少的人，要相应减少摄取的热量。"

众人："原来如此。"

自己也能计算出指示热量

医生："不过，也有一个很普通的方法，它能让大家简单地算出每日所需的饮食量。"

患者D："要怎么计算呢？"

医生："首先要算出自己的标准体重。"

患者B："喔，我的标准体重是61千克！那么，在这之后呢？"

医生："算完了标准体重之后，还要根据自己的劳动强度，确定每1kg体重所需要消耗的能量。"

患者A："劳动强度？"

医生："所谓的劳动强度是包含了工作在内的所有生活习惯。因为职业不同、生活习惯不同，能量的消费也就会不一样。劳动强度大，消耗的能量就多。比如说，在年龄、身高、体重都相同的情况下，上班族和整天在田里干活的农民相比，所消耗的能量肯定是不同的。对此，**想要知道自己能量消耗的具体数值，就要先了解劳动强度的标准。**"

$$\frac{每1kg体重所}{必需的能量} \times \frac{标准}{体重} = \frac{每日}{食量}$$
（kcal）　（kg）　（kcal）

[例]标准体重61kg的小B，每日食量为：
30kcal × 61kg=1830kcal
取一个近似值的话，小B的每日食量约是1800kcal。

注：劳动强度是按照阶段来划分标准的（具体见P80）。它是由标准体重和每1kg体重所需要消耗的能量相乘得到的。一般患者的能量消耗在25~30kcal/kg之间，糖尿病及肥胖患者在30kcal/kg左右。

不同劳动强度下
每1kg体重所消耗的能量

各类型成年人的劳动强度 （根据职业、生活习惯举例）		每1kg体重所需要 消耗的能量
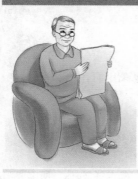	● 无职业的老年人 ● 每天在室内生活的人	20~25kcal
● 教师、医生 ● 会计、律师、设计师、 　司机、裁缝 ● 没有孩子的家庭主妇、 　公司职员	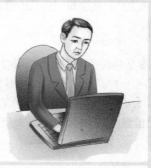	25~30kcal
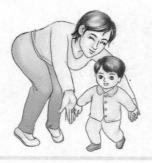	● 需要照顾小孩的家庭主妇 ● 小学教师 ● 保姆 ● 护士 ● 厨师 ● 商场营业员	30~35kcal
● 农忙期的农民 ● 捕鱼期的渔民 ● 林业工作者 ● 建筑业人员 ● 非自动化工厂工人	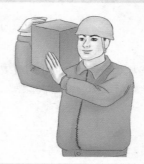	35~40kcal

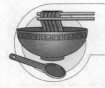

三餐吃好有利于血糖降低

intro.

饮食疗法中,也必须注意用餐的次数、食量的分配和用餐的时间。一日三餐的主食和副食应该粗细搭配,动物食品和植物食品要有一定的比例,最好每天吃些豆类、薯类和新鲜蔬菜。

饮食标准为一日三次

医生:"考虑到营养平衡,除了要计算出自己的指示热量外,饮食疗法中的另一大要点就是按时就餐。"

患者B:"说起来,我在去看病的时候,的确听医生说了'要保证一日三餐饮食的规律'这些话。"

医生:"就算明确了指示热量,我们也不能随心所欲地想什么时候吃就什么时候吃,而不去顾及用餐的时间点和次数。"

患者A:"这又是为什么?"

医生:"这是因为一顿饭吃得太多,血液中葡萄糖就会急速增加,而无论是1型还是2型糖尿病患者,胰腺在分泌胰岛素的时候不是迟缓就是不足,如果再加上这种毫不规律的饮食,那么血糖就会变得居高不下。"

过度饮食不利于血糖保持平稳

患者B:"原来如此。"

医生:"也就是说,一顿饭吃得越多,血糖上升得就越猛。这会给胰腺造成很大的负担。所以在治疗过程中,我们希望病人的血糖保持在正常数值范围内。因此,一次就不能吃得太多。**所以每天三顿饭的做法是非常必要的!**"

患者B:"话是这么说,可是工作一忙起来,这种事情也很难坚持做到啊。"

医生:"的确,实际生活中有各种各样的限制。但是,一日三餐是最基本的,我们要尽量去遵守。**而对于糖尿病患者而言,每天加餐1~2次也是十分有必要的!**"

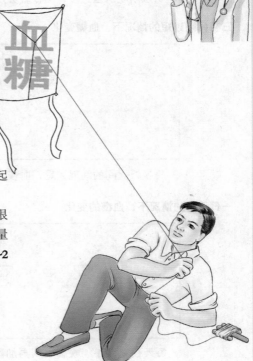

血糖

用餐的次数、间隔与血糖值的变化

一日三餐定时定量的情况下，血糖的变化

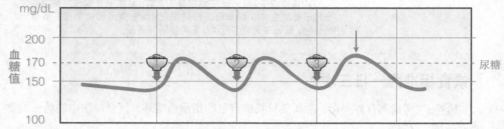

● 一日3次，定时定量，血糖值非常安定，糖尿病得到了良好的控制。血糖达到170mg/dL时，就会出现糖尿。

一日只吃两餐的情况下，血糖的变化

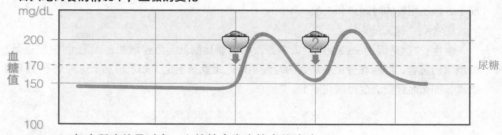

● 每次所吃的量过多，血糖就会产生较大的波动。

三餐间隔过短的情况下，血糖变化

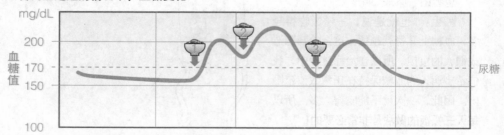

● 每顿饭之间的间隔太短，血糖波动很大，病情变得难以控制。

一日五餐的情况下，血糖的变化

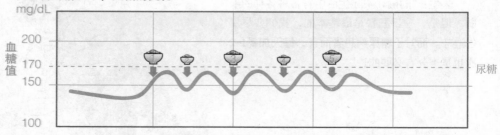

● 每天在早、午、晚餐之间再加两顿饭，共吃五餐，不仅成功控制了血糖的上升，而且也不会出现尿糖现象。但是这种方式在现实中实践起来有很多困难。

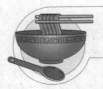

一个单位80kcal（千卡）的由来

intro. 把80kcal这个数字作为一个单位的数值，是为了能够更简便地去计算。比如它的1/2是40，1/4是20，1/8是10，而碳水化合物、蛋白质每1g的热量大概是4kcal，脂肪每1g的热量是8~9kcal。所以，用80kcal来作为换算单位很方便！

80kcal的热量就是"1个单位"

营养师："大家应该是首次接触这个概念吧！有什么问题尽管问！"

众人："嗯……这个……。"

患者A："这个'单位'是什么呢？"

营养师："真是个好问题。在食品交换表里，'1单位'所表达的意思，是相当于含有80kcal各种食物的重量。"

众人："哎？"

营养师："那么，顺着这个话题说下去。请看看食品交换表，把书翻到'食品交换表'（具体见P124）。比如'米饭55g''面包片30g''面条（水煮）80g'等，清晰地标明了食物的重量（克数）。食品交换表从根本上说，就像是查询食物重量的手册。这个重量所代表的意思，就是各种食物每80kcal的重量。然后，这80kcal的热量就统称为'1个单位'。"

众人："嗯……原来是这个意思啊！"

患者B："也就是说，克数就是各种食物每80kcal，也就是1个单位的重量吧。"

营养师："没错。这就是我们所说的食品交换表。"

患者A："原来如此，看了食品交换表，也就对各种食物每80kcal，也就是1个单位的重量一目了然了。"

使用"单位"计算热量，简单又方便

患者A："但是……街上的书店里也有很多记录食品热量的书，上面写着每100g左右的食物中所含的热量，这样不行吗？"

医生："根据糖尿病的饮食疗法，在决定每天摄取的热量时，比起一定重量所包含的热量，还是一定热量所占的重量比较容易达到目的，也更好计算。而且，热量是以kcal为单位计算的，数值很大又不好换算很是麻烦。而以重量单位表现出来的数字，数值比较小，计算简单，还更容易把握整体的情况。更何况，食物的每一部分其实并不是平均的，这种计算方法也更好地考虑到了这种情况，因此比较实际。"

患者D："接下来，根据指示热量，就可以开始考虑每天要吃多少个单位的食物了吧。"

营养师："就是这样。"

患者C："我的营养指示单中（具体见P99、P108）标出的热量是1600kcal，除以80之后就是20个单位。我每天可以吃20单位的食物对吧。"

营养师："是的。从食品交换表中选20种食物，也就是20个单位的食物，吃下去的话，也就是1600kcal了。"

"食品交换表"的分类

根据营养成分分类	名称	食品	主要营养成分
主要含有丰富碳水化合物的食物	表1		• 碳水化合物 • 蛋白质
	表2		• 碳水化合物 • 维生素 • 膳食纤维
主要含有丰富蛋白质的食物	表3		• 蛋白质 • 脂肪
	表4		• 蛋白质 • 脂肪 • 碳水化合物 • 矿物质
主要含有丰富脂肪的食物	表5		• 脂肪
主要含有丰富维生素、矿物质的食物	表6		• 碳水化合物 • 维生素 • 矿物质 • 膳食纤维

以80kcal=1单位为标准衡量

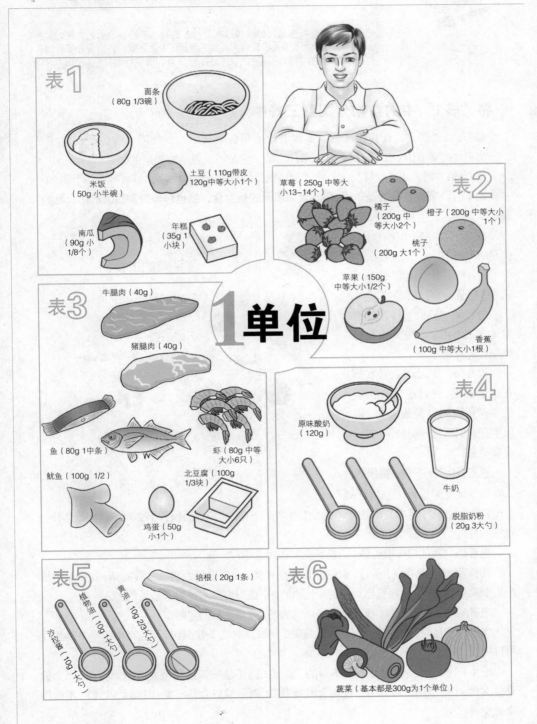

表1
面条（80g 1/3碗）
米饭（50g 小半碗）
土豆（110g带皮 120g中等大小1个）
南瓜（90g 小 1/8个）
年糕（35g 1 小块）

表2
草莓（250g 中等大 小13～14个）
橘子（200g 中 等大小2个）
橙子（200g 中等大小 1个）
桃子（200g 大1个）
苹果（150g 中等大小1/2个）
香蕉（100g 中等大小1根）

表3
牛腿肉（40g）
猪腿肉（40g）
鱼（80g 1中条）
虾（80g 中等 大小6只）
鱿鱼（100g 1/2）
北豆腐（100g 1/3块）
鸡蛋（50g 小1个）

1单位

表4
原味酸奶（120g）
牛奶
脱脂奶粉（20g 3大勺）

表5
培根（20g 1条）
植物油（10g 1大勺）
黄油（10g 2/3大勺）
沙拉酱（10g 1大勺）

表6
蔬菜（基本都是300g为1个单位）

一个单位80kcal（千卡）的由来

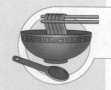

食品交换表【1】——三餐主食选择多

intro.

食品交换表是为糖尿病患者量身定做的一套控制饮食的方法，它主要列出了六大类食品。这六大类食品包括了人体必需的六大营养要素，即碳水化合物、蛋白质、脂肪、无机盐、维生素和膳食纤维。

▌将"表1"中的食物分配到三餐中

营养师："那么，让我们来看看如何有效使用各个表中的食物吧。首先是表1。"

患者C："表1中有米饭、面包、面条什么的，它是不是表示的都是主食呢？"

营养师："嗯，正是这样。并且除了大豆以外的豆类，比如小豆、绿豆等都属于表1中主食的部分。**需要注意的是，表1虽然大多表示的是主食，但也包含很多高碳水化合物的蔬菜。**"

患者D："高碳水化合物指的是哪些呢？"

营养师："比如南瓜、莲藕、玉米、慈姑、百合、红薯等。"

患者B："我们怎样才能有效地将表1中的这些食物很好地组合起来呢？"

营养师："因为主食基本都在这个表里，并且这些食物我们平常所吃的量是最多的，所以要把它们适当分配到早、午、晚餐里去。"

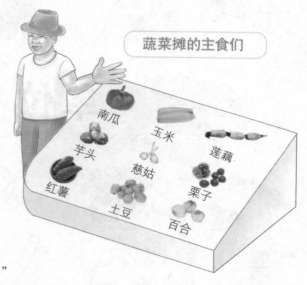

蔬菜摊的主食们

南瓜　玉米　芋头　慈姑　莲藕　红薯　土豆　百合　栗子

患者D："我听说，糖尿病人吃面包比吃米饭好，是这样吗？"

营养师："嗯，其实它们在营养成分上基本是一样的，所以面包并不会对糖尿病产生什么过多的好处。"

患者C："我的口味很传统，三餐都吃米饭可以吗？"

营养师："当然可以！不过，偶尔也要换换种类，如果选择面包当主食的话，在早餐中搭配乳制品一同食用，更容易起到控制盐分的效果，这对健康可是很有益处的。"

患者A："如果是面包，我可以选择巧克力的，或是奶油面包吗？"

患者B："是啊，我也想问问这个问题呢，我很喜欢吃果酱面包，把它当作我早餐的主食可以吗？"

医生："关于这一点可是万万不可的。面包我们还是应该选择全麦或是无糖的，因为像果酱面包、奶油面包、巧克力面包均含糖量很高，属于爱好食品一类（具体见P131），不能用来做交换。"

患者A："原来是这样！"

食品交换表【2】——水果不可随意作交换

intro.

虽然水果和表1中的主食都是以含糖为主，但是把它单独分出来的一个重要原因是水果还含有丰富的维生素C和膳食纤维。而之所以区别于蔬菜，却还是源于它含糖量丰富这个原因。

水果不能代替蔬菜

医生："食品交换表中表2列举的全都是水果。从原则上说，一日三餐中应该包含一定的水果。"

患者D："我不太喜欢吃绿色蔬菜，可以用水果代替它们吗？"

营养师："虽然说每一种植物或者农作物的营养成分多少都有相同的地方，**但表2中的水果和表6中的蔬菜却不能互换。只吃水果不吃蔬菜，那是不行的！**"

不能毫无节制地吃水果

患者B："我喜欢吃香蕉，如果晚餐少吃点儿，可以多吃几根香蕉来代替主食吗？"

患者A："就是啊，比如苹果、橘子之类的，多吃些应该影响不大吧？"

营养师："虽说是水果，但我们也要量力而行。每种水果1单位80kcal的热量是大不相同的，如果我们只把热量的计算用于一日三餐中，而疏忽了其他食物，那么饮食疗法对于我们来说也就只能是纸上谈兵了。"

医生："没错，关于每种水果1单位80kcal的热量，我们可以参考下面这幅图来加深对它的理解。"

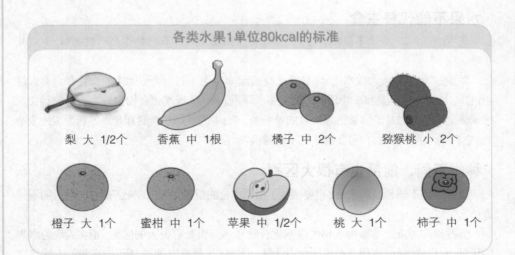

各类水果1单位80kcal的标准

梨 大 1/2个　　香蕉 中 1根　　橘子 中 2个　　猕猴桃 小 2个

橙子 大 1个　　蜜柑 中 1个　　苹果 中 1/2个　　桃 大 1个　　柿子 中 1个

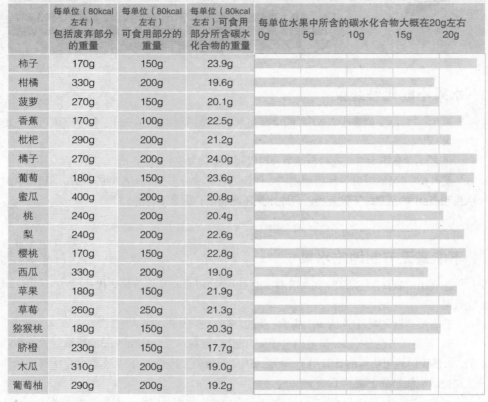

各类水果的热量与每单位所含的碳水化合物量

每单位水果中所含的碳水化合物大概在20g左右

	每单位（80kcal左右）包括废弃部分的重量	每单位（80kcal左右）可食用部分的重量	每单位（80kcal左右）可食用部分所含碳水化合物的重量	每单位水果中所含的碳水化合物大概在20g左右
柿子	170g	150g	23.9g	
柑橘	330g	200g	19.6g	
菠萝	270g	150g	20.1g	
香蕉	170g	100g	22.5g	
枇杷	290g	200g	21.2g	
橘子	270g	200g	24.0g	
葡萄	180g	150g	23.6g	
蜜瓜	400g	200g	20.8g	
桃	240g	200g	20.4g	
梨	240g	200g	22.6g	
樱桃	170g	150g	22.8g	
西瓜	330g	200g	19.0g	
苹果	180g	150g	21.9g	
草莓	260g	250g	21.3g	
猕猴桃	180g	150g	20.3g	
脐橙	230g	150g	17.7g	
木瓜	310g	200g	19.0g	
葡萄柚	290g	200g	19.2g	

注："废弃部分的重量"指核、皮、心等去掉后的重量。

水果不能代替主食

患者B："表2的食物不能和表1的互换吗? 它们都是含碳水化合物很高的食物嘛, 有点儿不理解啊? "

医生："如果只考虑碳水化合物, 那么交换起来也无不可。但是表1中的食物都含有大量蛋白质, 与富含维生素和矿物质的水果有很大不同。况且, 碳水化合物也分为不同的种类。而水果之中包含的是能够被迅速吸收的单糖类。表1中的食物包含的却是以淀粉为主的多糖类。它们所含的营养成分不同, 当然就不能替换。"

种类不同, 能量也有很大区别

患者D："不同种类的水果, 也要确认了指示单位的重量才可以吃吧! 那它们最大的不同是什么呢? "

营养师："实际上, 每种水果的碳水化合物和水分含量有很大的区别。很多人认为水果的热量少, 口感又好, 就极易造成因食用过量, 而导致热量摄取过多。所以, 在我们吃水果之前, 还是要好好确认一番! "

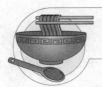

食品交换表【3】——海鲜产品"陷阱"多

intro. 表3主要是含蛋白质丰富的一组食物。比如肉、鱼、大豆之类。这一表中所含有的食物品种多得令人眼花缭乱。但是它们之间又有所区别。即使是含有同种蛋白质，也会有植物蛋白和动物蛋白之分。

不要偏爱"表3"中的食物

营养师："紧接着我们来介绍食品交换表中表3的部分。表3中都是富含蛋白质的食物，主要包括鱼贝类、肉类、蛋类及豆制品四大类。"

患者C："豆制品是指什么呢？"

营养师："像豆腐、炸豆腐、豆腐干、豆皮等，都是很有代表性的豆制品。"

患者A："我很喜欢豆制品，所以表3中的食物我可是一定要天天吃的！"

营养师："确实，豆制品能为我们提供丰富的植物蛋白。但也不能想吃多少就吃多少，正确地摄入动物蛋白还是非常有必要的！"

患者A："这么说，如果我喜欢吃肉，那么就要最大限度地摄取其中的动物蛋白吗？"

医生："豆制品和肉类当然都是好东西，但三餐不能都以它们为主，适当地摄入些鱼类也是十分有必要的！这是因为虽然都属于动物蛋白，但二者在营养构成方面也是存在差异的，因此，尽量做到膳食均衡是保证血糖平稳的基础。"

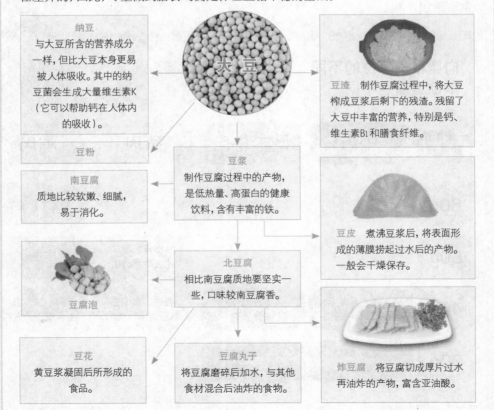

纳豆 与大豆所含的营养成分一样，但比大豆本身更易被人体吸收。其中的纳豆菌会生成大量维生素K（它可以帮助钙在人体内的吸收）。

大豆

豆渣 制作豆腐过程中，将大豆榨成豆浆后剩下的残渣。残留了大豆中丰富的营养，特别是钙、维生素B₁和膳食纤维。

豆粉

南豆腐 质地比较软嫩、细腻，易于消化。

豆浆 制作豆腐过程中的产物，是低热量、高蛋白的健康饮料，含有丰富的铁。

豆皮 煮沸豆浆后，将表面形成的薄膜捞起过水后的产物。一般会干燥保存。

北豆腐 相比南豆腐质地要坚实一些，口味较南豆腐香。

豆腐泡

豆花 黄豆浆凝固后所形成的食品。

豆腐丸子 将豆腐磨碎后加水，与其他食材混合后油炸的食物。

炸豆腐 将豆腐切成厚片过水再油炸的产物，富含亚油酸。

肉的部位不同，单位重量就会变化

营养师："针对肉类来说，脂肪多的食物每个单位的量就比较少，而脂肪少的食物，它每个单位的量就比较多。"

患者C："脂肪含量多的肉和鱼就只能吃一点点？相反，脂肪含量少的就能多吃一些了吗？"

营养师："对。比如说牛肉，和富含脂肪的猪后臀尖相比，没有过多油脂的牛肉就可以多吃些。"

患者B："果然牛肉比猪肉更好啊！"

医生："也并非是这样。肉类根据种类和部位的不同，单位重量是不一样的，这和猪肉还是牛肉是没有任何关系的。"

患者D："可我喜欢吃鸡肉，特别是鸡胸部位。而且鸡肉的脂肪含量看上去不是很多啊，可以多吃些吗？"

营养师："鸡胸肉的单位重量是80g，热量确实很低，但最好还是各种肉都吃一些，营养均衡的比较好。"

患者B："我讨厌吃鱼，这种情况应该怎么办呢？"

医生："如果只考虑蛋白质的话，那么吃肉类、蛋类、豆制品也就足够了。但问题在于鱼肉里所含的脂肪，鱼肉中富含EPA（鱼油）、DHA（不饱和脂肪酸）等成分，适量摄取的话，可以有效防止动脉硬化。**糖尿病患者比正常人更容易患上动脉硬化，因此吃鱼是非常重要的！**"

肉类根据部位的不同单位重量也不同

一个单位的重量	牛肉	日本牛肉	猪肉	鸡肉
80g				胸（不含皮）
60g			里脊、腿（去除肥肉）	腿（不含皮）
40g	肩、腿、里脊（去除肥肉）、肉馅	腿、里脊（去除肥肉）	腰肉、肩（去除肥肉）、肉馅	胸、腿、翅（含皮）、肉馅
30g	腰部、外脊（去除肥肉）	肩、臀部等（去除肥肉）		

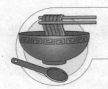

食品交换表【4】——牛奶饮用要有"度"

intro. 众所周知，奶制品是蛋白质含量很丰富的一类食物。但是它却没有被分到表3的范围内。究其原因就在于奶制品不仅含有丰富的蛋白质，而且含有大量的钙质。因此表4中的一些食物，往往都被称之为含量最纯的营养补品。

牛奶——补钙的最佳食物

营养师："表4是除了奶酪之外的各类乳制品。根据传统说法，关于这一类的食物，特别是牛奶，除了丰富的蛋白质之外还含有碳水化合物和脂肪，作为单一食物而言，营养十分均衡。"

患者B："牛奶的含钙量很高，这对我们很重要吗？"

营养师："**每人每天必须摄入600mg的钙**。但我们摄入钙质的总含量几乎都少于平均值。也就是说，喝下一杯牛奶（180mL），也就喝下了每日必需的1/3的钙，即200mg。并且，牛奶中的钙是非常容易被人体吸收的。"

众人："原来如此。"

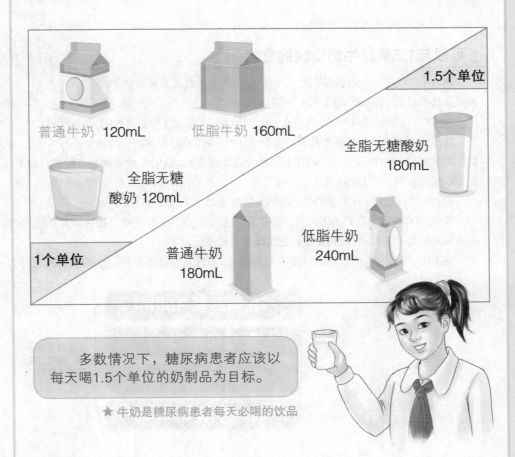

1.5个单位

普通牛奶 120mL　　低脂牛奶 160mL

全脂无糖酸奶 180mL

全脂无糖酸奶 120mL

1个单位

普通牛奶 180mL

低脂牛奶 240mL

多数情况下，糖尿病患者应该以每天喝1.5个单位的奶制品为目标。

★ 牛奶是糖尿病患者每天必喝的饮品

患者A："说到钙，最近市面上出现了很多补钙的饮料、点心、保健品等，那些东西也能用来补钙吗？"

营养师："就补钙本身来说对身体是没有坏处的，但那些东西很多都是高热量食物，这一点需要注意。"

牛奶不能过量喝

患者C："每天喝多少牛奶才好呢？"

营养师："我们希望糖尿病患者每天至少喝1.5个单位的牛奶。"

患者A："我很喜欢牛奶，但每天也是要限量的吧？"

营养师："嗯，正是这样！如果每天的指示热量为1800kcal的话，那么表4中的每日指示单位就是1.5个。"

众人："啊，是这样啊！"

营养师："在此需要特别指出的是，牛奶是典型的高热量食品，虽然含有丰富的钙，也绝对不能过量饮用。"

患者D："我想用酸奶来代替牛奶，这样做可以吗？"

营养师："如果是不含糖的酸奶的话，当然可以。但每天的摄入量也要控制在180mL的范围内。"

可以与1.5单位牛奶交换的食物

患者A："关于这一点我是明白了，但是现在市面上有很多果粒酸奶，里面又是酸奶，又含有水果果肉，我们可以选择吗？"

患者C："对啊，这样一来，既包含了表2的水果，又添加了牛奶，岂不是一举两得！"

营养师："呵呵，有很多患者确实也询问过相同的问题，但是我们的答案是不可以的。这是因为果粒酸奶中也或多或少的添加了糖分以及防腐剂，这对于糖尿病患者控制血糖不能起到积极的作用。所以最好还是不要喝。"

患者B："这样啊，看来我们禁止吃的食物越来越多了，真是苦恼啊！"

医生："在饮食上我们希望患者严格要求自己，这也是为了我们能延缓病情的发展，对糖尿病真正做到可防可控，把并发症的发病概率降到最低。"

患者D："嗯，您说得对，为了我们自己的身体，不管怎样我都要严格控制自己的饮食！"

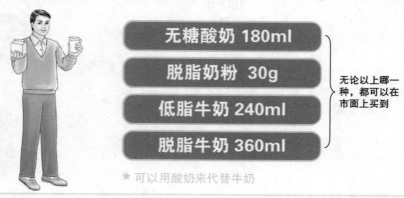

无糖酸奶 180ml
脱脂奶粉 30g
低脂牛奶 240ml
脱脂牛奶 360ml

无论以上哪一种，都可以在市面上买到

★ 可以用酸奶来代替牛奶

食品交换表【5】——不是"油"的油脂最可怕

intro. 在以脂肪为首的表5中，主要分为油脂性食品和脂质性食品两大类。无论它们中的哪个，都含有很高的热量，所以在食物疗法中，还是要做到尽量少吃为佳。一般像植物油、黄油我们都能很容易辨别出来是油脂类食品，但是像脂肪类食品却往往被我们所忽视。

色拉油、沙拉酱都是油脂含量高的食品

医生："高脂肪的食品都被分在表5之中。表5中的代表性食品有色拉油、黄油等。这些食品我们在烹调的时候用得非常多。另外还有一些就是常见的调料。因此，我们在平时做饭的时候一定要注意不能过量。"

营养师："特别是油脂性食品，很容易陷入两个摄取过量的陷阱。其中一个最容易被人们忽视的就是调料。"

患者D："哎呀！还有油脂性的调料吗？"

营养师："当然，比如沙拉酱、色拉油一类的调味品就是。"

患者B："啊！原来是这样啊！要不是在表5里出现，我真的就忘了它们也是油啊。"

营养师："在我们所了解的患者里，确实有在食用油方面做得非常仔细，却单单对沙拉酱、色拉油完全没有节制的人。这样一来，对于油类的控制就毫无意义了。**大家千万要记住，沙拉酱也好，色拉油也好，都是表5中的食物。**"

警惕那些不是"油"的油

患者C："那另一个陷阱又是什么呢？"

营养师："那些，应该列为不是'油'的油。"

患者D："那是什么啊？我不是很能理解。"

营养师："比如说芝麻、花生一类的干果，或者牛油果一类的水果。"

患者C："这些食物也在表5里吗？"

营养师："是的。像沙拉酱或者色拉油，还能用肉眼看出里面的确含有油的成分，所以比较容易区分。但像核桃、牛油果等，光凭眼睛是看不出它们存在的问题的。"

患者A："这样说来，干果基本上也不能吃了？"

营养师："只要在表5指示单位范围内，就没有问题。但是，每一种干果本身所含的脂肪量有限，难以引起人们的注意，结果往往是大吃特吃，导致油脂摄取过量！**除了干果之外，不是'油'的油还有熏肉、培根、各类香肠、奶油、乳酪等。**"

患者C："咦？肉类不是在表3里的吗？"

患者D："对啊！而且，乳酪什么的也应该在表4里啊。"

营养师："是有点儿不好区分，不过现在所说的这些食物因为都经过了再加工，油脂的含量就变得很高，因此就统一归进表5了。"

这些食物都列在"表5"里

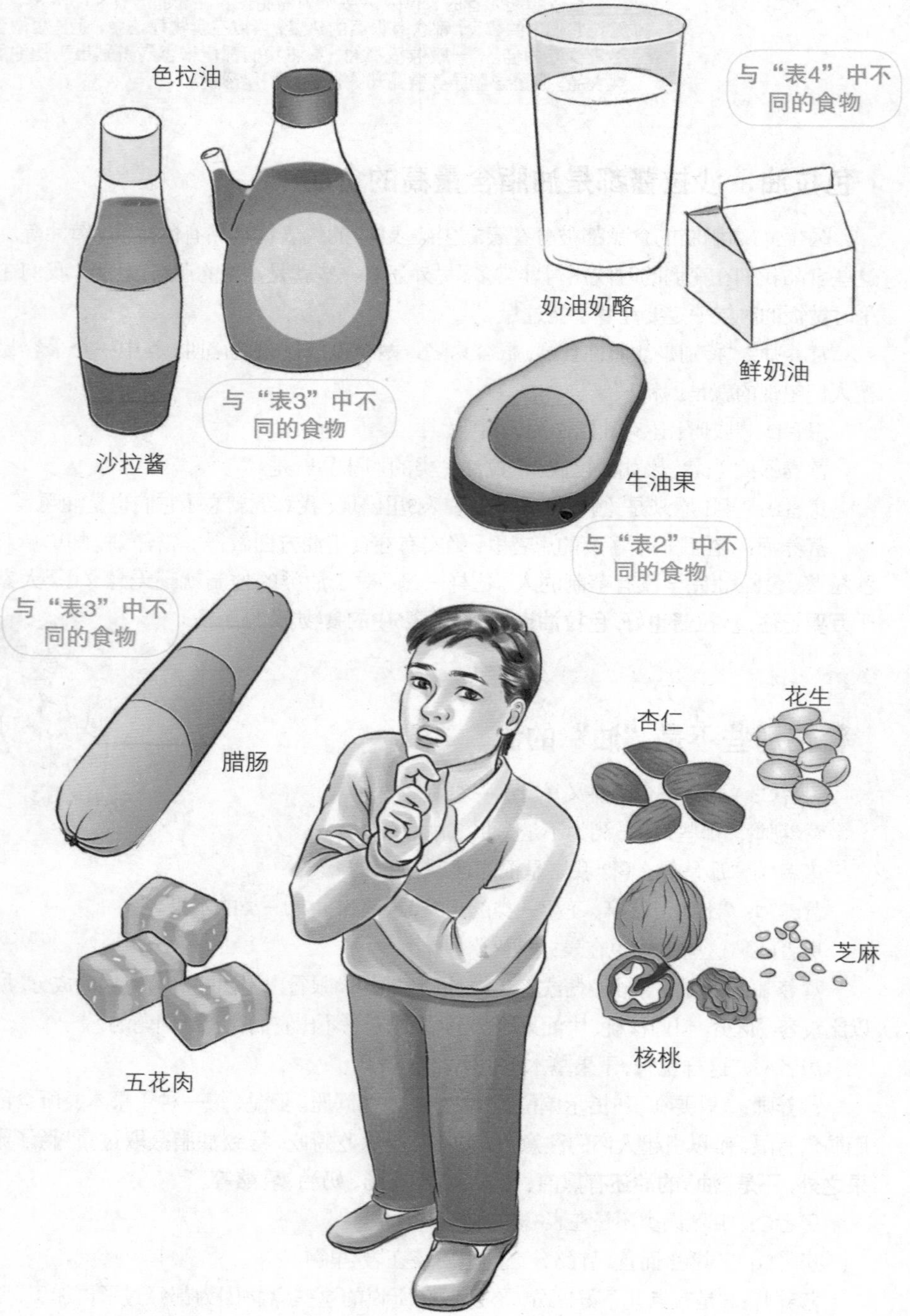

色拉油

沙拉酱

与"表3"中不同的食物

奶油奶酪

鲜奶油

与"表4"中不同的食物

牛油果

与"表2"中不同的食物

与"表3"中不同的食物

腊肠

杏仁

花生

五花肉

核桃

芝麻

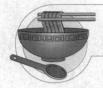

食品交换表【6】——蔬菜品种要丰富

intro. 蔬菜、海藻、菌类，它们都含有丰富的矿物质、维生素C及丰富的膳食纤维。由于本组食物热量含量极低，所以每一次最好吃1个单位。也就是说，将各种蔬菜组合后每天至少吃300g左右。

每天必须吃300g蔬菜

医生："表6所含有的食物都是蔬菜。蔬菜是我们摄取维生素、矿物质的主要来源。对于这部分食物，需要注意的地方有两点：第一，有些一般认为是蔬菜的食物，不在表6的范围之内，关于这些食物，我们都在下面的表格中整理出来了。第二，根据食品交换表，像蘑菇、海藻、魔芋等食物都被当成蔬菜，列在表6里面了。"

属于"表1"的食物	蚕豆、玉米、芋头、红薯、豌豆、莲藕、慈姑、土豆、南瓜、栗子、百合	这些食物含有大量的碳水化合物
属于"表3"的食物	大豆、黑豆、毛豆、豆制品	这些食物含有丰富的植物蛋白
属于"表5"的食物	牛油果、芝麻、花生	这些食物含有大量的油脂

各种类型的蔬菜，每天要吃300g

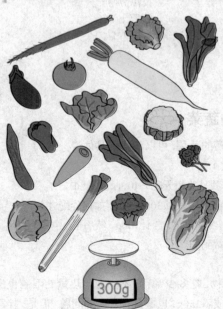

营养师："根据营养指示单，无论哪种指示热量，在表6的指示单位中都是1个单位。也就是说，每天300g蔬菜是不可或缺的。"

众人："原来如此。"

患者C："听说海藻、蘑菇、魔芋这几种食物几乎不含热量，所以不用计算量也可以吗？这都是真的吗？"

营养师："对，正是这样！这些食物就是不限制食量，喜欢的话可以随便吃。"

众人："哦，是这样啊。"

营养师："当然也不用遵守'每单位300g'的规定了。但是，由于吃得多了不易消化，所以还是适量的好。"

身体零负担，把想吃的蔬菜一下子做出来吧！

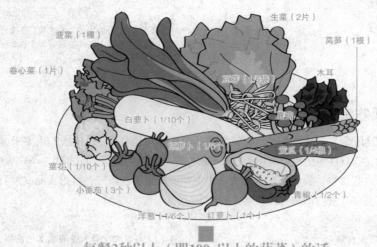

菠菜（1棵） 生菜（2片） 卷心菜（1片） 莴笋（1根） 豆芽（1/6袋） 木耳 白萝卜（1/10个） 胡萝卜（1/5个） 黄瓜（1/4根） 菜花（1/10个） 小番茄（3个） 青椒（1/2个） 洋葱（1/6个） 红萝卜（1个）

每餐3种以上（即100g以上的蔬菜）的话

早餐	午餐	晚餐
● 蔬菜汤 菜花1/10个 胡萝卜1/5个 菠菜1棵 蘑菇 ● 餐后蔬菜 小番茄3个	● 炒豆芽 豆芽1/0袋 卷心菜1片 洋葱1/6个 青椒1/2个 木耳	● 大拌菜 莴笋1根 生菜2片 黄瓜1/4根 红萝卜1个 白萝卜1/10个

糖尿病患者每天至少吃9～10种蔬菜

患者A："医生总是和我们说要尽量吃丰富的蔬菜，可以和我们具体说说吗？"

营养师："如果包括蘑菇、海藻、魔芋的话，我认为每天吃9~10种蔬菜就很好了。"

小C："也就是说，每天要吃9~10种蔬菜，合起来一共300g。但要如何分配才好呢？"

营养师："不用想得那么复杂。只要每餐吃3种蔬菜，合计100g，然后早、中、晚的蔬菜品种全部不一样就行了，平时用心注意还是可以做到的。"

众人："原来如此。"

医生："因为蔬菜是水分多、低热量的食物，吃多少都行，不拘泥于热量的限制也没关系。具体说来，标准是300g，那么超出个100g或者150g，也不会有太大的问题。但是，拌蔬菜沙拉所用的沙拉酱和炒菜用的食用油，都是高热量食物，用量必须注意。"

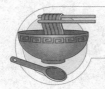

警惕！调味料也有热量

intro. 调味料是有益于人体健康的辅助食品。它的主要功能是增进菜品质量，满足消费者的感官需求，从而刺激食欲，增进人体健康。调味品包括咸味剂、酸味剂、甜味剂、鲜味剂等，我们平常所吃的食盐、酱油、醋、味精、糖、八角、茴香等都属此类。

做饭时别忘了先计算"调料"的热量

营养师："我们刚才介绍了表1~表5的内容，接下来我们来讲食品交换表中最后一项，也就是调料一项。"

众人："好的。"

营养师："大家对这一项有什么问题吗？"

患者D："调料？怎么盐和味精也要计算热量吗？"

营养师："当然了，对于糖尿病患者来讲，调味料的热量可是一定要明确计算出来的。我们在做饭的时候，可一定不能忽视这一点！"

患者C："哎？这样啊！"

营养师："嗯，是的。调料可是意料之外的高热量食物呢。如果抱着反正是调料就无所谓的想法胡乱烹调，那每天摄取的热量就会和指示热量产生很大的误差，进而影响血糖的控制。"

患者B："要是糖加多了确实会有问题，但是，调料这个项目好像只列举了几种的样子。"

营养师："实际上，我们以为是调料的食物，在必须考虑热量的时候，很多都被放到'调料'项目以外的地方去了，像色拉油或是沙拉酱等都被放到了表5中。"

做饭时别忘了先计算"调料"的热量

做饭时必须要考虑的调味品热量 （每次做饭时必须要计算出来）	属于调味料的食品	白砂糖、料酒、蜂蜜、辣酱、番茄酱、咖喱酱
	表3中所包含的食物——以蛋白质为主	帕尔马干酪
	表5中所包含的食物——以油脂为主	沙拉酱、黄油、食用油、千岛酱
做饭时不必考虑的调味品热量 （由于含有的热量非常低，所以只要平时稍加注意，不用计算也可以）		酱油、食盐、醋、芥末、生姜、胡椒、五香粉、食用红酒

营养指示单上0.5单位表示的含义

患者D："必须计算热量的调料，一天的用量大概是多少呢？"

营养师："来看看营养指示单吧。"

患者C："营养指示单上的调料大多都写着'0.5单位'啊。"

营养师："确实，关于每天要使用的调料，大概都会写0.5这个数字。"

患者A："为什么是0.5呢？"

营养师："0.5这个数字，是根据0.3单位的味精和0.2单位的砂糖为标准而确定的。"

患者B："那0.3单位的味精和0.2单位的砂糖，大致是多少呢？"

营养师："0.3单位的味精，就是做一锅鸡蛋汤所使用的量。而0.2单位的砂糖，就是2/3小勺（约4g）。如果拿它来煮东西，那么可以煮2~3小碗。"

患者C："这也太少了吧！"

营养师："确实不是个很大的量。但是做一个人的饭菜也足够了。如果要做很多人的，也可以适量增加，比如说做三口之家也就是用3倍的量。"

常用调味料1单位80kcal的重量一览表

		食物名称	1单位（80kcal）的重量	0.5单位（40kcal）的重量	0.3单位（24kcal）的重量	常用量			
						估测	重量	单位	备注
必须考虑热量的调味品	调味料	白砂糖	20g	10g	6g	大汤匙	9g	0.45	绵白糖和砂糖，小汤匙5g，大汤匙15g
						小汤匙	3g	0.15	
		料酒	35g	18g	10g	大汤匙	18g	0.45	
						小汤匙	6g	0.15	
		蜂蜜	25g	13g	7g	大汤匙	7g	0.3	稀释后，小汤匙约为7g
		沙司，酱汁	70g	35g	20g	大汤匙	18g	0.3	
						小汤匙	6g	0.1	
		番茄酱	60g	30g	18g	大汤匙	18g	0.3	
						小汤匙	6g	0.1	
		咖喱酱	15g	8g	5g	–	18g	1.2	
	表5	沙拉酱蛋黄酱	10g	5g	3g	大汤匙	12g	1.2	
						小汤匙	4g	0.4	
		辣酱	9g	5g	3g	小汤匙	4g	0.4	

营养师手记——送给糖尿病患者的"营养指示单"（1）

intro. 营养指示单是根据每个人的标准体重（具体见P78）所计算出来的日常摄取热量的标准。它是由医院的医生和营养学专家共同制订的。不仅节省了糖尿病患者的时间，而且又充分体现出了专业性。

做饭时别忘了先计算"调料"的热量

1日15单位 1200kcal

食品分类	表1	表2	表3	表4	表5	表6	调味料
饮食搭配	谷类、豆类、芋头、薯类等	水果	肉、鱼、贝、鸡蛋、大豆	牛奶	油脂类	蔬菜	糖、料酒等
1日单位	7	1	3	1.5	1	1	0.5
早餐	2		1			0.3	
午餐	2		1		加起来1	0.3	
晚餐	3		1			0.4	
夜宵		1		0.5			

1日16单位 1300kcal

食品分类	表1	表2	表3	表4	表5	表6	调味料
饮食搭配	谷类、豆类、芋头、薯类等	水果	肉、鱼、贝、鸡蛋、大豆	牛奶	油脂类	蔬菜	糖、料酒等
1日单位	7	1	4	1.5	1	1	0.5
早餐	2		1			0.3	
午餐	2		1.5		加起来1	0.3	
晚餐	3		1.5			0.4	
夜宵		1		0.5			

1日17.5单位 1400kcal

食品分类	表1	表2	表3	表4	表5	表6	调味料
饮食搭配	谷类、豆类、芋头、薯类等	水果	肉、鱼、贝、鸡蛋、大豆	牛奶	油脂类	蔬菜	糖、料酒等
1日单位	8.5	1	4	1.5	1	1	0.5
早餐	2.5		1			0.3	
午餐	3		1.5		加起来1	0.3	
晚餐	3		1.5			0.4	
夜宵		1		0.5			

活用食品交换表——糖友一天的饮食规划

intro.

实际上，按照营养指示单的指导，像字典一样使用"食品交换表"是控制血糖行之有效的方法。为了进一步实行饮食疗法，医生建议糖尿病患者在制定菜谱的时候要分清步骤，严格按照营养指示单来执行。

进行饮食疗法的具体步骤

医生："通过以上的讲解，我想大家已经明白了什么是食品交换表和营养指示单了吧。如果确实理解了以往介绍的内容，那么大家就可以从现在开始进行糖尿病的饮食疗法了。"

众人："嗯，太棒了！"

患者D："那么，实际的饮食疗法是怎样的呢？"

营养师："所谓的饮食疗法，就是遵从营养指示单的说明、查询食品交换表来做每一顿饭的方法。它的要点和步骤是：①决定要吃什么；②查食品交换表，明确每种食物的单位重量；③根据营养指示单上写的单位数，计算出每种食物的重量，再按照这个标准做饭。或许会有点儿麻烦，但从食品交换表上查清楚每种食材的单位重量，是最重要的一点。"

饮食疗法的实际步骤

理解了前面的内容之后，就可以开始着手进行糖尿病的饮食疗法了。最重要的是，就算明白了道理，也不一定知道应该从哪里着手。因此，我们将饮食疗法实际的操作流程写在下面。

确定一日三餐的主食、主菜和零食；

考虑早、午、晚餐的菜单和烹调方法；

对比早、午、晚餐的菜单，在食品交换表上查出所选用的食品每个单位的重量；

确认营养指示单上每个"表"的指示单位，算出菜单上每种食物应该吃多少克；

用每种食物的单位数乘以这种食物每个单位的重量，计算出实际可以吃的食物重量；

在指示单位的范围内，确定调料的用量；

考虑蔬菜的食用方式
主菜是什么？ 选择什么烹调方法？ 副菜要怎么做？ 做什么汤？

选择汤或饮料；

选择水果；

完成一份菜单。

患者B："这样看来，感觉并不是很复杂，我还是很有信心的。"

医生："正是这样。所以请大家尽量把食品交换表贴在厨房随手就能拿到的地方，或者干脆放在饭桌上。每天都用它的话，那么在日常生活中各种食物的单位重量，自然而然就会记得住了。"

使用"食品交换表"的小窍门

营养师："另外给大家推荐一种方法：如果一直使用食品交换表的话，就会大致知道有哪些食物是最常吃的，只要把这些食物写出来，做成一张表格，贴在厨房里显眼的地方就更加简便了。"

患者D："这样一来，就成为一张家庭专用的'食品交换表'了。"

营养师："没错，只把最常吃的食物列出来，贴在厨房里显眼的地方，也是一种不错的方法。"

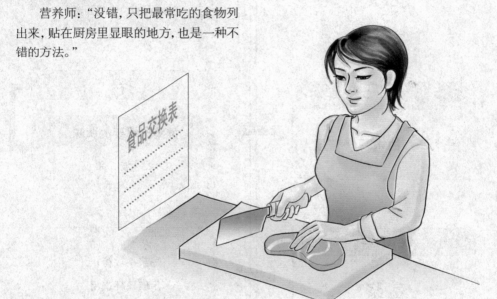

为患有糖尿病的先生量身定做营养餐

患者C："可是，饭菜都是太太在做，那我也有必要去了解这些食物的重量吗？"

医生："如果是太太做饭，实际上您并没有真正接触到这份表格。所以，身为丈夫也是要多多进入厨房才好。"

患者A："要是先生得了糖尿病，饮食疗法的重担就全部压在太太肩上了吗？"

医生："也并非全是。作为男性，在太太做菜的时候，自己也要多出入厨房，多关心关心厨房里的事。总而言之，男性也要多多表现出自己的积极性，只有这样才能对控制血糖起到良好的效果。"

把"交换"贯彻到底——**早餐**

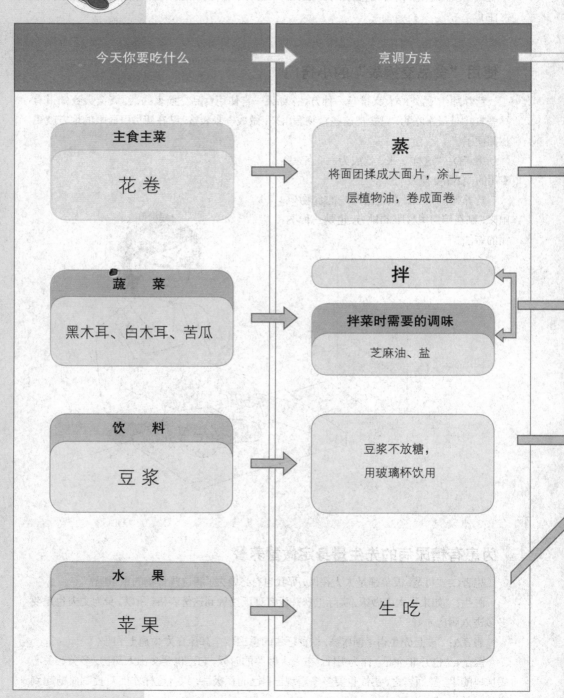

今天你要吃什么	烹调方法
主食主菜 花 卷	**蒸** 将面团揉成大面片，涂上一层植物油，卷成面卷
蔬 菜 黑木耳、白木耳、苦瓜	**拌** **拌菜时需要的调味** 芝麻油、盐
饮 料 豆浆	豆浆不放糖， 用玻璃杯饮用
水 果 苹果	**生 吃**

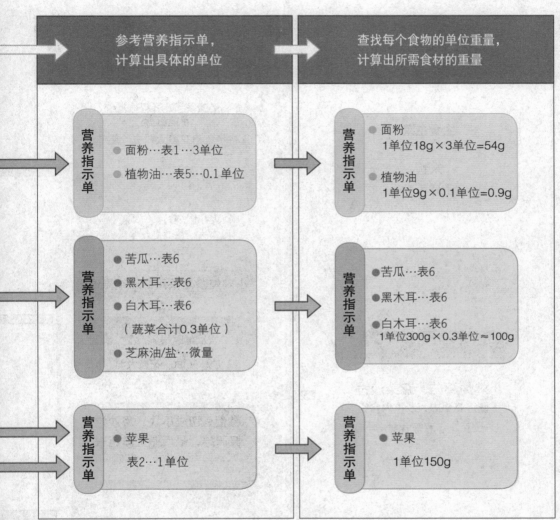

参考营养指示单，计算出具体的单位	查找每个食物的单位重量，计算出所需食材的重量

营养指示单
- 面粉…表1…3单位
- 植物油…表5…0.1单位

营养指示单
- 面粉
  1单位18g×3单位=54g
- 植物油
  1单位9g×0.1单位=0.9g

营养指示单
- 苦瓜…表6
- 黑木耳…表6
- 白木耳…表6
  （蔬菜合计0.3单位）
- 芝麻油/盐…微量

营养指示单
- 苦瓜…表6
- 黑木耳…表6
- 白木耳…表6
  1单位300g×0.3单位≈100g

营养指示单
- 苹果
  表2…1单位

营养指示单
- 苹果
  1单位150g

1日20单位 1600kcal							
食品分类	表1	表2	表3	表4	表5	表6	调味料
饮食搭配	谷类、豆类、芋头、薯类等	水果	肉、鱼、贝、鸡蛋、大豆	牛奶	油脂类	蔬菜	糖、料酒等
1日单位	11	1	4	1.5	1	1	0.5
早餐	3	1	1			0.3	
午餐	4		1.5		加起来1	0.3	加起来1
晚餐	4		1.5	1.5		0.4	
夜宵							

把"交换"贯彻到底——**午餐**

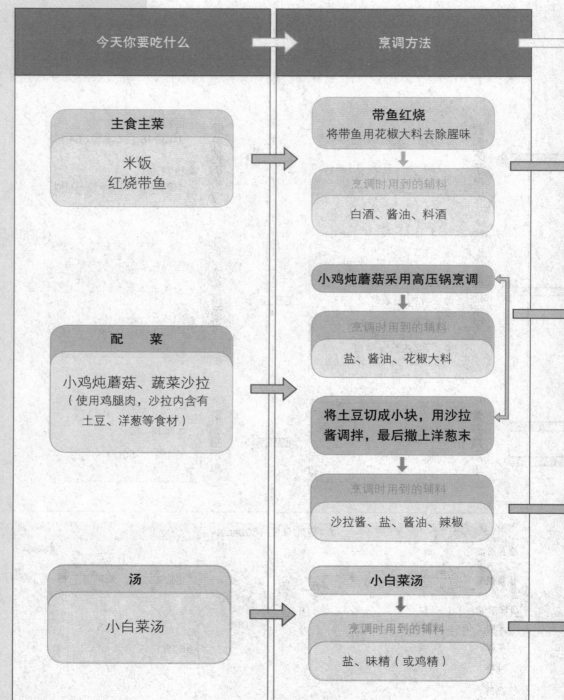

今天你要吃什么	→	烹调方法

主食主菜

米饭
红烧带鱼

带鱼红烧
将带鱼用花椒大料去除腥味

烹调时用到的辅料

白酒、酱油、料酒

小鸡炖蘑菇采用高压锅烹调

烹调时用到的辅料

盐、酱油、花椒大料

配　菜

小鸡炖蘑菇、蔬菜沙拉
（使用鸡腿肉，沙拉内含有
土豆、洋葱等食材）

将土豆切成小块，用沙拉
酱调拌，最后撒上洋葱末

烹调时用到的辅料

沙拉酱、盐、酱油、辣椒

汤

小白菜汤

小白菜汤

烹调时用到的辅料

盐、味精（或鸡精）

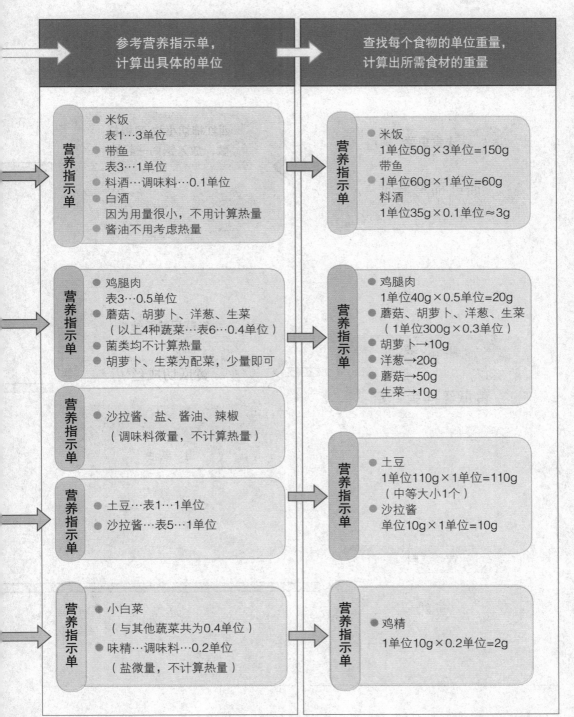

参考营养指示单，计算出具体的单位	查找每个食物的单位重量，计算出所需食材的重量
营养指示单 ● 米饭 表1…3单位 ● 带鱼 表3…1单位 ● 料酒…调味料…0.1单位 ● 白酒 因为用量很小，不用计算热量 ● 酱油不用考虑热量	**营养指示单** ● 米饭 1单位50g×3单位=150g 带鱼 ● 1单位60g×1单位=60g 料酒 1单位35g×0.1单位≈3g
营养指示单 ● 鸡腿肉 表3…0.5单位 ● 蘑菇、胡萝卜、洋葱、生菜 （以上4种蔬菜…表6…0.4单位） ● 菌类均不计算热量 ● 胡萝卜、生菜为配菜，少量即可	**营养指示单** ● 鸡腿肉 1单位40g×0.5单位=20g ● 蘑菇、胡萝卜、洋葱、生菜 （1单位300g×0.3单位） ● 胡萝卜→10g ● 洋葱→20g ● 蘑菇→50g ● 生菜→10g
营养指示单 ● 沙拉酱、盐、酱油、辣椒 （调味料微量，不计算热量）	
营养指示单 ● 土豆…表1…1单位 ● 沙拉酱…表5…1单位	**营养指示单** ● 土豆 1单位110g×1单位=110g （中等大小1个） ● 沙拉酱 单位10g×1单位=10g
营养指示单 ● 小白菜 （与其他蔬菜共为0.4单位） ● 味精…调味料…0.2单位 （盐微量，不计算热量）	**营养指示单** ● 鸡精 1单位10g×0.2单位=2g

把『交换』贯彻到底——午餐

把"交换"贯彻到底——**晚餐**

今天你要吃什么	烹调方法
主食主菜 西红柿鸡蛋面	西红柿切小块,鸡蛋打散,放入锅内一起炖 烹调时用到的辅料 盐、味精
蔬 菜 黄瓜丝拌金针菇	金针菇用热水焯熟 **黄瓜切成丝** 拌菜时需要的调味料 盐、酱油
饮 料 牛奶	

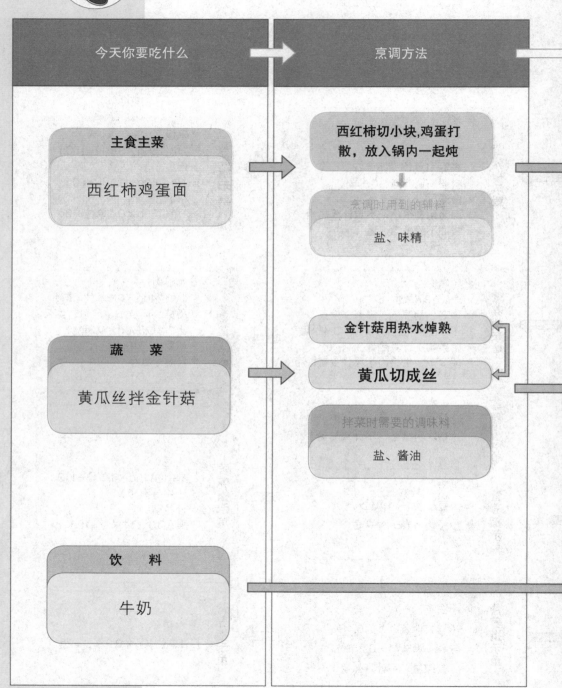

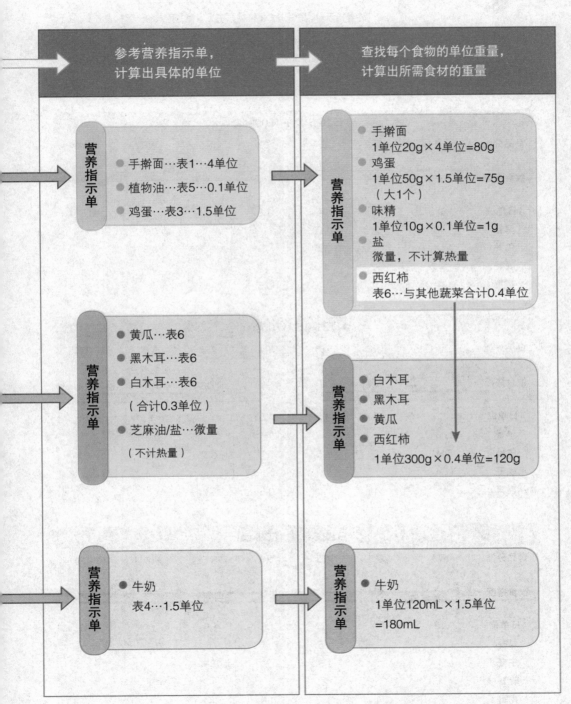

参考营养指示单，
计算出具体的单位

查找每个食物的单位重量，
计算出所需食材的重量

营养指示单
- 手擀面…表1…4单位
- 植物油…表5…0.1单位
- 鸡蛋…表3…1.5单位

营养指示单
- 手擀面
  1单位20g×4单位=80g
- 鸡蛋
  1单位50g×1.5单位=75g
  （大1个）
- 味精
  1单位10g×0.1单位=1g
- 盐
  微量，不计算热量
- 西红柿
  表6…与其他蔬菜合计0.4单位

营养指示单
- 黄瓜…表6
- 黑木耳…表6
- 白木耳…表6
  （合计0.3单位）
- 芝麻油/盐…微量
  （不计热量）

营养指示单
- 白木耳
- 黑木耳
- 黄瓜
- 西红柿
  1单位300g×0.4单位=120g

营养指示单
- 牛奶
  表4…1.5单位

营养指示单
- 牛奶
  1单位120mL×1.5单位
  =180mL

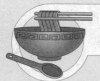

营养师手记——**送给糖尿病患者的"营养指示单"(2)**

intro.

营养指示单,是医生为每位糖尿病患者量身定做的一套饮食方案,它不仅将表1至表5中的食物进行了合理化分配,而且还引用"单位"的概念对每种食物做出了严格的划分。这样一来,不但简化了糖尿病人一日三餐的众多顾虑,而且让每位"糖友"都能在潜意识中对"热量"一词有更多的认识。

1日18.5单位 1500kcal

食品分类	表1	表2	表3	表4	表5	表6	调味料
饮食搭配	谷类、豆类、芋头、薯类等	水果	肉、鱼、贝、鸡蛋、大豆	牛奶	油脂类	蔬菜	糖、料酒等
1日单位	9.5	1	4	1.5	1	1	0.5
早餐	3		1			0.3	
午餐	3		1.5	加起来1		0.3	
晚餐	3.5		1.5			0.4	
夜宵		1		0.5			

1日21单位 1700kcal

食品分类	表1	表2	表3	表4	表5	表6	调味料
饮食搭配	谷类、豆类、芋头、薯类等	水果	肉、鱼、贝、鸡蛋、大豆	牛奶	油脂类	蔬菜	糖、料酒等
1日单位	11	1	4.5	1.5	1.5	1	0.5
早餐	3		1			0.3	
午餐	4		1.5	加起来1		0.3	
晚餐	4		2			0.4	
夜宵		1		0.5			

1日22.5单位 1800kcal

食品分类	表1	表2	表3	表4	表5	表6	调味料
饮食搭配	谷类、豆类、芋头、薯类等	水果	肉、鱼、贝、鸡蛋、大豆	牛奶	油脂类	蔬菜	糖、料酒等
1日单位	12	1	5	1.5	1.5	1	0.5
早餐	4		1.5			0.3	
午餐	4		1.5	加起来1		0.3	
晚餐	4		2			0.4	
夜宵		1		0.5			

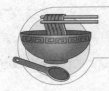

无处不在的"交换"——**面包和饺子皮**

intro.　从现在起，我们来讲一讲在饮食疗法中应该注意的食物，以及在写菜单时经常想要加进去的食物。对此，我们首先回答"糖友"关于表1提出的问题。

粗粮对糖尿病更好吗

患者D："我想问问粗粮是不是比精米对糖尿病更好一些？"

营养师："粗粮也好精米也好，它们的含糖量几乎没有差别，所包含的能量也差不多是一样的。也就是说，粗粮的单位重量与精米是一样的。但是，粗粮与精米相比，有两大特征：一是粗粮的维生素B含量远高于精米；二是粗粮含有丰富的膳食纤维。我们都知道，膳食纤维对于糖尿病人很有益处。因此，在吃下同等重量食物的情况下，富含膳食纤维的粗粮确实对身体是比较好的。但是，从消化的角度考虑，食用粗粮也不能过量。"

面包种类相同，热量并不一样

营养师："说完了米，就再说说其他的主食吧。首先是面包。大家有什么关于面包的问题吗？"

众人："嗯……这么说起来……"

患者A："对了对了，面包也有很多种类的吧。像是牛角面包或者黄油卷一类的，它们所含的热量是怎样的呢？"

营养师："这真是个好问题。的确，牛角面包和黄油卷一类的面包因为用了大量的奶油，所以能量也比普通面包要高。让我们一起来看看不同种类的面包它们所含有的不同热量吧！"

各种面包的1个单位重量与常用量的单位数

面包种类	单位重量	常用重量	常用量单位数
餐包	30g	500克6块（其中一块60g）	2单位
黄油卷	25g	1小块（30g）	1.2单位
法式面包	30g	1块（30g）	1单位
葡萄面包	30g	1小块（35g）	1.2单位
汉堡专用面包	30g	1个（60g）	2单位
黑麦面包	30g	1块（30g）	1单位
牛角面包	20g	1中块（40g）	2单位
奶油蛋卷	20g	1中块（40g）	2单位
干面包	20g	11个（20g）	1单位

不包含在表1内的"糕点类面包"

患者D："经过这么一讲,我确实是明白了许多。但是,像豆沙面包这类的糕点好像没有写出来,它们可以用来做交换吗?"

营养师："所谓的'糕点类面包',与其当成面包,不如当成蛋糕来考虑比较好。因此在食品交换表里,它们是被归类在'爱好食品'一栏里的。也就是说,它们不仅不能和表1的食品交换,而且也不能当作主食来吃。"

糕点类面包的能量标准(单位:1)

果酱面包	330kcal
红豆面包	270kcal
巧克力蛋糕	250kcal
蜜瓜面包	340kcal
酥皮面包	320kcal
甜甜圈	190kcal
咖喱面包	320kcal
汉堡包	250kcal

外卖的饺子皮也可以参照表1

市面上卖的饺子皮所含热量(单位:1)

饺子皮	约20kcal (0.2~0.3单位)
春卷皮	约35kcal (0.4~0.5单位)
烧卖皮	约10kcal (0.1~0.2单位)
馄饨皮	约12kcal (0.1~0.2单位)

患者D："在家里经常吃到的东西还有饺子皮一类的,那些也算是表1里的吗?"

营养师："饺子皮和烧卖皮它们的原料都是小麦,可以当成表1中的食物来考虑。而且摄入量也有必要按照主食的标准来进行交换。根据食品交换表,一张饺子皮是0.2~0.3单位,一张烧卖皮是0.1~0.2单位。"

患者A："店里也有卖馄饨皮、春卷皮什么的,那些也是表1里的食物吗?"

营养师："没错。"

患者A："那它们又是多少单位呢?"

营养师："食品交换表里虽然没写,但根据大概的标准,一张馄饨皮是0.1~0.2单位,一张春卷皮差不多有0.4~0.5单位。"

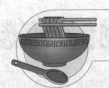

无处不在的"交换"——水果和鲜榨果汁

intro.

果汁不能完全代替水果。其主要原因是：果汁里基本不含水果中的纤维素，捣碎和压榨的过程使水果中的某些易氧化的维生素被破坏掉，而水果中某种营养成分的缺失会对机体的营养补给产生不利的影响。

果汁、水果罐头、果酱类的食用方法

营养师："关于表2中的食物，大家有没有一些不太好理解的问题呢？"

患者A："我想问一个问题，我比较喜欢喝果汁……特别是最近推出的含100%天然果汁的饮料。喝那些对身体有好处吗？相当于吃了水果吗？"

营养师："含100%天然果汁的饮料，在食品交换表里也被归结为'爱好食品'一类，不能代替水果。水果类果汁为了追求口感，都会加入或多或少的砂糖，所以它们都属于糖尿病人应该尽量避免的食物。"

患者A："也就是说，对于市面上卖的那些添加了30%果汁的'果汁饮料'，糖尿病人是坚决不能喝的了？"

营养师："对。这些饮料都添加了大量的甜味剂，和水果相差甚远。如果条件允许的话就完全不要喝。还有那些添加了50%果汁的也一样。"

患者B："但是，如果是水果罐头可以吗？它不也是用水果做的吗？"

营养师："在食品交换表里，水果罐头也是作为'爱好食品'出现的。因此，它不能当作表2中的水果来吃。水果最好不要吃加工品，还是要选应季的新鲜的为佳。"

患者D："我在试着做每日菜单的时候，听说果酱对糖尿病也没有好处？"

营养师："因为它使用了大量的砂糖，所以基本上也属于要尽量避免的食物。"

新鲜水果和水果加工品要区别对待

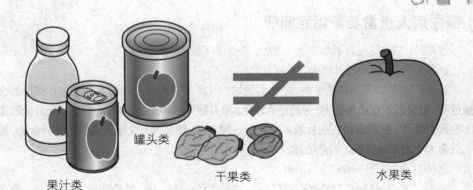

果汁类　　　　　　　　罐头类　　　　　干果类　　　　　　　　水果类

无处不在的"交换"——含盐高的食品如何选

intro.

表3中的食物主要以含蛋白质为主。由于这些食物鲜美的口感,它们被做成了很多形状不同、味道不同的配菜。但是这反而对糖尿病患者是一种健康的威胁。

火腿类、水产类制品、盐腌食物的摄入量

营养师:"这次让我们来看看表3中会有什么容易被忽视的问题。"

患者C:"表3里有什么必须注意的食物吗?"

营养师:"有很多啊。首先就是火腿、炸鱼丸等这类食物。大家知道是为什么吗?"

患者D:"肉类、鱼类的食物很多啊!我还是有点儿不明白。"

营养师:"那么,就给大家一点提示吧。我刚才所提到的那些食物里,都加了多少鱼肉或咸辣的调料呢?它们的共通点是什么呢?"

患者B:"啊!我知道了。它们都是含盐量很高的食物,对吧?"

营养师:"完全正确。表3中的食物,大多被做成了熟食,因此它们都含有大量的盐分。并且像火腿、香肠和水产类制品,它们都属于高盐食品。对于糖尿病人来说,尽量做到不吃为好。"

患者B:"盐分也会影响血糖吗?"

医生:"盐分的确会影响血糖,但更重要的是,它是造成高血压的主要成因。**糖尿病人往往会有动脉硬化等心血管类的并发症,而高血压很容易加速动脉硬化,进而引发心肌梗死或中风。**"

营养师:"而且,这类咸辣的食物非常下饭,只要一点点就能叫人胃口大开。结果,因为饮食过量,体重增加,这也是造成糖尿病肥胖的一大诱因。"

医生:"所以说,糖尿病人要严格预防摄入过多的盐分。"

营养师:"所以喜欢吃熟食的患者,就要开始严格控制自己的饮食了。"

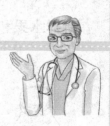

糖尿病人也需要警惕胆固醇

营养师:"表3里还有不少需要注意的,那就是高胆固醇的食物。"

患者B:"唔,胆固醇对糖尿病有坏处吗?"

医生:"胆固醇是脂肪的一种,是体内能量的一种主要来源。但是,如果血液中胆固醇含量过高,就会沉积在血管壁上,导致动脉硬化。患有糖尿病的人,很容易造成碳水化合物和脂肪的代谢紊乱,胆固醇和三酰甘油本来就比一般人高。要是再大量摄入高胆固醇的食物,那么就会大大增加动脉硬化的危险性。"

患者C:"原来胆固醇这么可怕啊。"

医生:"动脉硬化很容易导致心肌梗死、中风等致命性疾病。得了糖尿病的人,其动脉硬

化的速度比普通人快10年，而心肌梗死、中风等疾病的发病率，也是普通人的2~4倍。所以，我们还是要从饮食上加强对疾病的管理。"

鸡蛋、肝脏、鱼子等食物要注意

　　患者C："这样啊……但是表3里含有胆固醇的食物有很多吗？"

　　营养师："胆固醇在动物性的食物中含量都比较高，所以我们还是有必要对表3中的食物多加注意的。"

● 表3 中高胆固醇的食物及其含量一览表

食物名称		常用量	
		标准量	胆固醇含量
卵类	鸡蛋	1个（50g）	210mg
	鳕鱼子	1/2条（25~40g）	88~140mg
	海胆（生）	1大匙（15g）	44mg
内脏类	鸡肝	烤鸡1串（30g）	111mg
	猪肝	1块（30g）	75mg
鱼贝类	鱿鱼（生）	1条（190g）	513mg
	章鱼（水煮）	1条（80g）	120mg
	对虾（生）	1只（20g）	34mg
	甜虾（生）	1只（4~8g）	5~10mg
	蛤蜊（生）	10个（30g）	12mg
	蚬（生）	10个（6g）	5mg
	牡蛎（生）	1个（30g）	15mg
	沙丁鱼（烤）	1条（8~20g）	10~24mg
	小鱼干	1条（6g）	14mg
	鳗鱼（铁板烧）	1串（80~120g）	184~276mg

患者B："原来如此。这些食物的胆固醇含量竟然这么高！"

营养师："是呀，并且**值得一提的是蛋黄，它可是含有相当高的胆固醇呢。**"

高胆固醇食物容易引发糖尿病精神障碍

患者B："也就是说，糖尿病患者最好不吃这些食物对吗？"

医生："只要在标准范围内还是可以的。根据营养指示单吃些自己喜欢的东西，但前提是不宜过量。"

小C："谢谢，但我还有一件事不太明白，胆固醇是不可以摄入太多的，那么在指示范围内吃些高胆固醇的食物会怎么样呢？"

医生："胆固醇对于身体而言是很重要的，并且我们的身体也会自己合成它。"

众人："是吗?！"

医生："我们一天里所补充的胆固醇，只有1/3是来源于食物，剩下的2/3都是自己合成的。况且我们体内的肝脏正是调节胆固醇的器官。也就是说，如果是一个本身胆固醇合成能力较弱的人，那么多少吃些高胆固醇的食物，让血液中的胆固醇含量高一些，也不用过多担心。"

众人："原来如此。"

患者D："刚才您说蛋黄含有很高的胆固醇，那我们以后还能吃鸡蛋吗？"

医生："鸡蛋中含有优质的蛋白质、铁、维生素A等多种营养物质，所以每天吃1个是没有问题的。"

高脂肪食物要谨慎

营养师："表3中另外一个必须加以注意的，就是动物性脂肪含量高的食物。"

患者B："'高动物性脂肪'，就像黄油、猪油、五花肉和培根（熏肉）一类的吧。但是这些食物不是被分在表5里面了吗？"

营养师："确实如此。但是表3和表5的食物不一样，相比脂肪而言，表3列举出的是实质性的'动物性脂肪'食物。"

患者B："这样的食物，应该怎么吃才对呢？"

营养师："为了控制脂肪的摄入量，防止胆固醇过高，还是控制这类食物比较好。但是，如果胆固醇数值属于正常，那么在指示单位之内吃上一些，也是没问题的。"

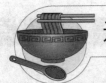

无处不在的"交换"——牛奶的"衍生物"

intro.

牛奶营养丰富、容易消化吸收，被誉为最接近完美的食品。它的营养成分很高，矿物质种类也非常丰富，除了我们所熟知的钙之外，还含有丰富的锌、铁、磷、铜等营养物质。

咖啡牛奶应该这么喝

营养师："来看看表4吧。这一组食物里，最先关注的要点是……"

患者C："牛奶也是高胆固醇食品，是这样吗？"

营养师："并不完全是这样，如果是普通牛奶，100g中只有12mg的胆固醇，喝上1.5个单位也不要紧。"

患者A："那么，咖啡牛奶、水果牛奶也包含在表4里吗？"

营养师："这些可都没有，这也不是表4里的食物。"

患者A："是吗？那它们是什么呢？"

营养师："在食品交换表里，它们都属于'爱好食品'。"

患者A："那么，我们糖尿病患者可以喝吗？"

营养师："我们的建议是糖尿病患者最好不喝！因为它们不光添加了很多甜味剂，而且在营养成分上也和普通牛奶大不相同。如果实在想喝，就把黑咖啡加到牛奶里，做成一杯不放糖的咖啡牛奶。"

患者B："原来如此，那我就自己动动手吧。"

患者D："那些很甜的，像是全脂炼乳一类的也不在表4里吗？"

营养师："不在，全脂炼乳和加糖炼乳都不在食品交换表里，而是属于'爱好食品'。也就是说，这些都是需要严格控制的食物。"

牛奶不能过量饮用

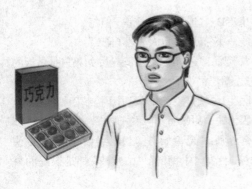

患者A："前几天讲到，每天饮用牛奶的量是一杯（180mL），但牛奶里有那么多水，多喝点儿不行吗？"

营养师："牛奶的90%是水分。所以，如果拿它来代替水，比如每天喝掉一盒1L装的牛奶，就会摄取大约8个单位（约700kcal）的热量。这对于糖尿病患者是十分不利的。"

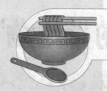

无处不在的"交换"——砂糖摄入要谨慎

intro.

砂糖包括红糖和白糖两种。红糖,是由甘蔗汁加工提炼而来。而白砂糖是精炼过的食糖,颗粒较大,是一种最常见的调味品和调味剂。

砂糖不能在表1中作交换

营养师:"必须注意的调料,首先就是砂糖,我们在日常生活中必须严格注意不能摄入过量。在营养指示单上,砂糖每天只能吃0.2单位,也就是4g。但是,有的人会问了,砂糖不能和表1中的主食,比如米饭、面包一类的交换吗?砂糖吃下去之后,会和米饭、面包一样在身体里形成葡萄糖啊?"

医生:"砂糖当然不能和表1中的食物作为交换。因为米饭、面包中所含的碳水化合物是淀粉,在体内是缓缓地、一步一步被吸收的。但砂糖的吸收速度很快,会令血糖急速上升。而且另一个原因是,米饭和面包中除了淀粉以外,还有许多不同种类的营养成分,而砂糖里98%都是可以被快速吸收的各类碳水化合物,基本上不含其他营养成分。所以,砂糖除了调味之外,其他时候都不要吃。"

蜂蜜尽量不要碰

患者D:"砂糖不行的话,那蜂蜜可以吗?"

医生:"这是糖尿病患者经常会问的问题,答案是不行。蜂蜜中含有少量的氨基酸和有机酸,并且有大量的葡萄糖和果糖。这两者都是能够迅速被人体吸收的碳水化合物。葡萄糖能让血糖迅速上升,果糖很容易变成体内的三酰甘油。因此,蜂蜜和砂糖一样,需要严格控制。"

把控糖作为自己的生活习惯

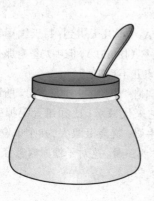

患者D:"道理是这样说,但每天只吃一小勺砂糖,也太辛苦了吧!"

营养师:"之前应该已经说过,如果只是做饭的话,这个量已经够了。"

医生:"就是说,如果习惯了控制砂糖的话,也不会因为缺少甜味而觉得不好吃。"

营养师:"无论如何都想吃甜食的话,可以使用代糖。比如'木糖醇''山梨醇'都是很好的替代品。"

无处不在的"交换"——食用饮料和甜点要慎重

> intro. 碳酸类饮料,比如可乐、雪碧、汽水等多含有小苏打,它们不仅会中和胃液,还容易产生胀气。加上它们含有的糖分易腐蚀牙齿,会破坏龋齿,导致糖尿病的发病。特别是可乐,因为含有的咖啡因有兴奋作用,所以会干扰我们的记忆力。

甜点不能代替任何食物

营养师:"有的患者提出'能不能吃蛋糕之类的点心'这个问题,糖尿病患者并不是不能吃所有甜的东西,但还是要秉着少吃的原则。而且,在每天的指示单位里,也没有写出蛋糕之类的零食。"

患者A:"嗯。但是,并不是所有的都不能吃吧?"

医生:"原则上确实是这样,因为要尽可能控制血糖的升高。"

营养师:"比如说蛋糕店里卖的切片蛋糕,一块就大约含有25g的砂糖,是每天使用的调料的6倍以上。因此,只要吃下一块,血糖就会急速上升。"

患者A:"那如果和主食做交换可以吗?我是真的特别喜欢吃这些!"

营养师:"蛋糕作为高热量和高糖分的食物,我们还是不要吃的为好。市面上卖的点心都加入了大量的砂糖。无论如何都想吃的话,应该在家里自己动手做,并且一定要控制糖的含量。"

甜食中的砂糖含量

食品名	单位	砂糖含量
小汤圆	1碗	40g
红豆包	1个	16g
奶油馒头	1个	18g
糯米饼	1个	15g
牛奶果冻	1个	20g
冰激凌	1盒	14g
奶油布丁	1个	25g
奶油泡芙	1个	10g
甜甜圈	1个	8g
切片蛋糕	1块	25g
巧克力蛋糕	2块	40g
焦糖	4颗	10g

饮料万万不可碰

患者B："这么说来，那市面上卖的饮料，应该也要控制吧！"

医生："果汁、运动饮料这类饮品以及苏打水、可乐等碳酸饮料中，每一罐就会使用20~30g的砂糖。喝这些东西，当然会令血糖急速上升，以致病情恶化。而对于糖尿病患者来说，血糖升高，就会感到口渴，口渴就会喝得更多！如此反复，就会陷入一个恶性循环。所以，我们尽量不要喝这些东西。口渴的话可以喝水或者喝茶，要么就在指示热量的范围内喝牛奶。"

医生："像下图所示的饮料，我们在平时购物的时候可一定要注意了！"

患者A："关于果汁饮料这个问题，我是明白了。如果想喝的话，一定要选用新鲜的水果在家里榨取，对吧？"

营养师："嗯，是的。但是在榨取过程中，会破坏水果中的某些维生素，如果可以还是吃一些天然的水果。"

患者A："关于这一点，您就放心吧。"

患者B："不过，我倒是有个问题，刚才您说喝茶来代替饮料，是指市面上那些茶类饮料吗？"

医生："这个问题相当好，相信大家在外出购物的时候，一定注意到现在出现了很多茶类饮品。它们虽说是选取天然茶叶为原材料，但是为了追求口感，在制作过程中还是加入了砂糖。对于糖尿病患者而言，还是要对这一类的饮料采取置之不理的态度。"

营养师："正是这样！我们所说的绿茶也好，茉莉花茶也好，都是要选取天然的茶叶自己泡出来的。"

患者B："哦，是这样啊！看来我们在平时更要多加注意了！"

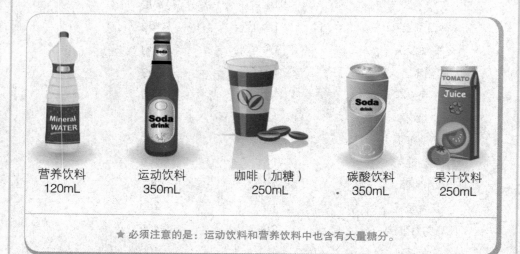

| 营养饮料 | 运动饮料 | 咖啡（加糖） | 碳酸饮料 | 果汁饮料 |
| 120mL | 350mL | 250mL | 350mL | 250mL |

★ 必须注意的是：运动饮料和营养饮料中也含有大量糖分。

无处不在的"交换"——黑咖啡是最好的选择

intro.

黑咖啡历来被称为"健康饮品",它对人体健康所起的作用主要有提神醒脑、开胃消食、护肝解酒等功效。100%的纯咖啡即黑咖啡,热量为0,它不仅可以起到减肥塑身效果,而且能帮助消化分解脂肪。

心脏功能不好的人要远离咖啡

医生:"说完了饮料,那我们再来看看其他的饮品吧。大家对这个有什么想问的吗?"

患者C:"咖啡、红茶、绿茶之类的可以喝吗?"

医生:"单独喝咖啡、红茶、绿茶的话,几乎不含热量。但是,咖啡所含的咖啡因对心脏有刺激作用。因此,心脏不好的人最好不要喝。但是,没有心脏疾病的人可以选择黑咖啡、绿茶或是乌龙茶。"

无糖饮料最适用

医生:"咖啡和红茶的问题在于其中添加的砂糖。像我之前所说的,糖尿病人每天最多只能吃4g砂糖。一小勺糖就有4g,2杯咖啡的话就超过了每天的定量。这样说来,我们必须养成喝咖啡和红茶时不加糖的习惯。如此一来,即使不甜也不会觉得难喝,也就能更好地体会到它们美妙的滋味了!"

患者A:"既然是这样,我还是要每天克制下自己啊!对了,如果是可可饮料,我们可以喝吗?"

营养师:"可可本身是高热量食物,如果不加糖的话会很难喝。只要注意热量,而且不介意无糖的话,喝喝也无妨。"

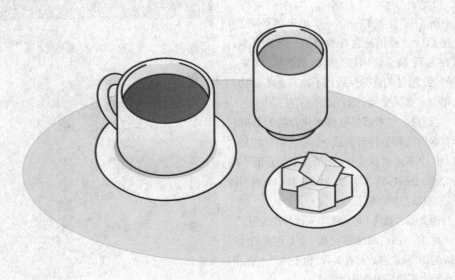

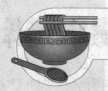

无处不在的"交换"——拒绝酒精是原则

intro.　饮酒会让血糖的控制变得困难，也就是让糖尿病恶化。实际上，经常喝酒的人，没有一个能成功控制糖尿病的。所以，不喝酒是最好的。特别是每天都想喝、一喝就停不下来的人更要戒酒。

不要碰酒是最高原则

医生："那么，我们接下来讨论一下一直没有提到的酒的问题吧。"

患者C："等的就是这个！喝酒应该没事吧？"

医生："喝酒对糖尿病患者基本上没有好处，所以还是尽量不要碰为好。"

患者B："但是，如果啤酒对身体不太好，那不含糖分的威士忌喝喝也没关系吧？"

医生："完全不是这样。虽然大家觉得没有关系，但其实这是一种错误的想法。问题并不在于酒的种类，而是酒精对糖尿病的影响。"

糖尿病人不能用喝酒代替吃饭

患者C："如果不到喝醉的程度也不行吗？"

医生："即使没喝醉，但酒本身也会令糖尿病情恶化。"

患者C："原来是这样啊，可是喝酒是我唯一的乐趣啊！"

医生："我能明白你的心情。但是喝酒对于糖尿病患者是有百害而无一利的，它是让血糖难以控制的元凶之一。"

患者C："这又是为什么呢？"

医生："请看右侧的表。上面列举了理由。"

患者C："嗯……有7个呢。"

医生："让我们一个一个地来解释吧。首先是第1点，酒里只含有酒精这一热量之源，只要喝了，就会超出每天的指示热量。如果这样的话，超过的部分只能用不吃其他的食物，比如说主食来交换。这样是不行的。"

营养师："米饭是以碳水化合物为基础，含有蛋白质和多种营养成分，与之相对的是，酒中几乎不含营养成分。如果为了喝酒而不吃饭的话，会破坏营养均衡。如果营养均衡遭到破坏，就很难控制血糖了。"

患者C："果然不能用喝酒来代替吃饭啊。"

医生："很遗憾，确实不能。要是用喝酒代替吃饭的话，就会造成营养失调。也不光是主食，别的食物也不能用喝酒来代替。"

喝酒的恶性效果

❶ 酒里几乎不含酒精以外的营养成分

❷ 酒精会影响胰液的分泌

❸ 喝酒会令血液中产生大量三酰甘油

❹ 喝酒会损伤肝脏和胰脏

❺ 酒会增进食欲，容易造成饮食过量

❻ 喝酒时会不自然地吃下很多高热量的食物

❼ 喝醉之后会变得没有自制力，控制不住酒量

酒精对糖尿病患者极其不利

患者B："第2点是怎样的情况呢？"

医生："酒精会伤害脾脏，影响胰液的分泌。更有甚者，酒精的代谢物也会令血糖增高。"

患者B："哦，竟然是这样啊！"

医生："这样的情况会对身体造成很坏的影响，对于糖尿病患者本身也确实不利。"

患者B："哦，原来是这样。"

医生："关于第3点，可能会有点儿难以理解。让我们仔细说明一下吧！喝酒之后，酒精会在肝脏内进行分解。在这个过程中，肝脏会积累合成大量的三酰甘油的原料。其结果就是，大量的三酰甘油在体内产生，这就导致血液中脂肪含量也增加。血脂升高的话，就容易引起动脉硬化。"

患者 B："原来动脉硬化不只和胆固醇有关，跟三酰甘油也有关系呢。"

医生："是的。糖尿病患者因为血液里含有过量的葡萄糖，本身就容易引起动脉硬化，胆固醇自不必说，如果三酰甘油也变多的话，这种危险性就会成倍增加。"

患者B："为了避免这样的情况，就应该尽量控制喝酒呢。"

医生："正是这样。"

● **各种酒类的热量**

酒精饮料的种类	酒精含量	常用量中的热量和碳水化合物含量		
		常用量	热量	碳水化合物含量
日本酒	15.4%	1瓶（约180g）	185kcal	6.5g
啤酒	4.6%	1大杯（约640g）	255kcal	19.8g
白酒	11.4%	1杯（约110g）	80kcal	2.2g
威士忌	40%	1杯（约30g）	69kcal	0

▎喝酒还可能引发脂肪肝和慢性胰腺炎

患者C："对于糖尿病患者而言，饮酒真是会引起各种各样的问题呢。"

医生："看来你们已经逐渐理解了呢。接下来是第4点。具体来说，饮酒过度会引起脂肪肝，或者是慢性胰腺炎。脂肪肝是指三酰甘油在肝脏中过度积累所导致的疾病。慢性胰腺炎就是指胰脏出现了炎症，这会影响胰液的分泌，从而使糖尿病恶化。"

患者D："您说的我明白了，酒精确实对糖尿病会有各种各样的坏影响。"

医生："酒对糖尿病的危害，不仅仅是酒精的问题。在实际生活中，还对糖尿病的治疗有着多种妨碍。接着是第5点，酒对食欲有促进作用，会对饮食疗法造成很大障碍，难以控制血糖，糖尿病会因此恶化。那么到第6点大家有没有考虑过呢？"

患者B："以前倒没有，不过现在想想，配着酒吃的那些下酒菜，比如花生、香肠、炸鸡块等，都是高热量的食物呢。"

患者C："在饭馆里，不光有'蒜泥白肉'这种凉菜，而且像铁板烧、砂锅、炒菜等都是高热量、高胆固醇的食物呢。"

医生："也就是说，从这些下酒菜里摄取了过多的热量，就更加难以控制糖尿病了。那么，这就和第7点也联系上了。一般来说，喝酒都会喝很长时间，在这段时间里，由于食欲的增加，会不断地吃东西。这样的话，不管一天的指示热量是多少，都一定会远远超出。好不容易辛苦坚持下来的饮食疗法就会瞬间崩溃！"

患者C："原来是这么回事啊！"

● **餐桌上的下酒菜**

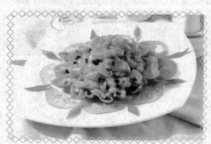
豆豉熘肉段

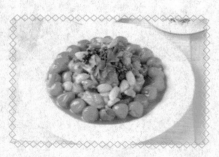
蒜子焖土鸡

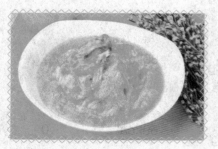
辣白菜

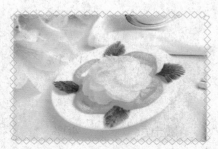
爽口山药

饮酒有条件

患者C："像您刚才这样说，我们糖尿病患者是不是以后就再也不能碰酒了？"

医生："实际上符合一定条件的患者可以允许喝酒，就是下方表格里所说的那些条件。满足这9大条件，并且在医生的允许之下是可以喝一些。尽管如此，也要根据下表所写，限制酒量，而且必须严格遵守。"

● 允许喝酒的情况下，应当遵守的酒量与饮酒方式

> ① 每天的限量是2个单位。
>
> ② 不能每天都喝，一周2~3次为佳。
>
> ③ 不要一口气喝完，要尽量延长时间。

● 可以饮酒的9大条件

❶ 血糖控制良好
通过饮食或运动疗法，长时间将血糖控制在健康范围之内

❷ 没有进行糖尿病的药物疗法
没有注射胰岛素或服用降糖药物

❸ 没有任何糖尿病并发症

❹ 没有肥胖现象
体重维持在标准范围内

❺ 没有肝脏疾病

❻ 没有胰脏疾病

❼ 没有心肌梗死、脑血栓、动脉硬化等疾病

❽ 胆固醇含量正常

❾ 没有酒精依赖症
能够遵守定量饮酒的规定

注 可以喝酒的人必须满足以上全部9个条件，并且得到主治医生的许可，方可饮酒。

食品交换表

食品交换表，是一个无须计算食物的热量，谁都可以轻松掌握的便利方法。每一个表中的食物都是以80千卡为1个单位，并在此基础上，计算出相应食物的重量。

糖尿病患者可以将同一表内的食物进行互换，例如"55g的米饭"和"35g的年糕"，"20g的五花肉"和"40g的牛腩肉"作交换等。

表 1

含有丰富碳水化合物的食品		
五谷	米 饭	55g
	红豆米饭	45g
	年 糕	35g
	粥	110g
	花 卷	40g
	烙 饼	30g
	馒 头	35g
面包	面包片	30g
	面包棍	30g
	黄油卷	20g
	普通餐包	30g
	牛角面包	25g
	法式面包	20g
	葡萄面包	30g
	黑麦面包	30g
	奶油蛋卷	30g
	汉堡专用面包	25g
	干面包	25g
面条	切 面	30g
	挂 面	20g
	面条（水煮）	80g
	意大利面	50g
	空心面	20g

	手擀面		25g
	荞麦面		20g
薯类 淀粉类	土 豆		100g
	芋 头		130g
	粉 丝		20g
	红 薯		25g
豆类	小 豆		22g
	绿 豆		21g
	蚕 豆		22g
	豌 豆		22g
	扁 豆		22g
	红小豆		25g
蔬菜 （含有丰富的 碳水化合物）	慈 姑		90g
	莲 藕		70g
	百 合（鲜）		30g
	南 瓜		90g
其 它	小麦粉		20g
	面包粉		20g
	玉米粉		20g
	土豆粉		20g
	饺子皮		20g
	春卷皮		20g
	烧卖皮		20g
	馄饨皮		20g

表2

含有丰富碳水化合物的水果

水 果	橘 子		1（大）
	橙 子		1（大）
	苹 果		1/2（大）

香蕉		1根（中）
柿子		1个（中）
桃子		1个（大）
猕猴桃		2个（小）
蜜柑		1个（中）
梨		1/2（大）
柑橘		200g
菠萝		150g
枇杷		200g
葡萄		150g
蜜瓜		200g
樱桃		150g
西瓜		200g
木瓜		200g
葡萄柚		200g
草莓		250g

表3

含有丰富蛋白质的食物

大豆类	大豆		20g
	豆渣		100g
	豆浆		500g
	纳豆		25g
	豆腐泡		30g
	炸豆皮		30g
	豆皮		15g
	北豆腐		100g 1/3块
	南豆腐		110g
	黑豆		20g
	毛豆		30g
	豆腐丸子		25g

	烤 鸡		25g
禽肉类	鸡肉馅		40g
	鸡 翅		30g
	鸡 肝		65g
	鸡腿肉		30g
	鸡胸肉		60g
畜肉类	猪 肝		60g
	五花肉		20g
	猪后臀尖		30g
	猪里脊肉		50g
	猪肉馅		40g
	猪腿肉		40g
	牛里脊		30g
	牛肉馅		40g
	牛后腱		40g
	牛 肉		40g
	牛腿肉		40g
	午餐肉		30g
蛋 类	鸡 蛋（红皮）		50g 小1个
	松花蛋		45g
	咸鸭蛋		40g
	鹌鹑蛋		45g
鱼虾蟹贝类	虾		80g 6只
	带 鱼		50g
	鱿 鱼		100g 1/2个
	海 胆		30g
	蛤 蜊		150g
	牡 蛎		100g
	沙丁鱼		60g
	鳗 鱼		40g

鱼 子		40g
螃 蟹		50g
火 腿		25g
炸鱼丸		20g
帕尔马干酪		25g

表 4

脱脂奶粉		20g
豆奶粉		20g
全脂速溶奶粉		18g
普通酸奶（原味酸奶）		120mL
全脂无糖酸奶		120mL
低脂牛奶		160mL
脱脂牛奶		240mL
普通牛奶		120mL
鲜牛奶		150mL

表 5

植物油		9g
胡麻油		9g
辣椒油		9g
花生油		9g
沙拉酱		10g
花生酱		10g
芝麻酱		12g

杏 仁		13g
核 桃		10g
芝 麻		10g
花 生		13g
牛油果		50g
香 肠		15g
奶 油		9g
乳 酪		9g
腊 肠		15g
鲜奶油		9g
奶 酪		9g
黄 油		9g
千岛酱		9g
熏 肉		20g
炼 乳		24g
培 根		45g

表 6

白萝卜		300g
红萝卜		350g
胡萝卜		170g
黄豆芽		400g
荷兰豆		240g
生 菜		300g
卷生菜（洋白菜）		300g
莴 笋		330g
菜 花		252g

小白菜		400g
菠 菜		250g
油 菜		300g
芹 菜		300g
黄 瓜		450g
青 椒		300g
苦 瓜		450g
茄 子		300g
小番茄		400g
西红柿		400g
洋 葱		200g
大 蒜		50g
金针菇		300g
草 菇		300g
平 菇		300g
香 菇		300g
黑木耳（水发）		300g
白木耳（水发）		300g

调味料

蜂 蜜		13g
辣 酱		9g
番茄酱		60g
咖喱酱		15g
酱 汁		70g
味 精		30g
醋		250g
酱 油		100g
五香粉		20g
胡椒粉		200g

芥 末		16g
生 姜		25g
食用红酒		100g
白砂糖		20g
料 酒		18g
酱黄瓜		300g
糖 蒜		50g

爱好食品

果粒酸奶
巧克力牛奶
咖啡牛奶
炼 乳
巧克力蛋糕
蜜瓜面包
酥皮点心
甜甜圈
咖喱面包
汉堡包
果酱面包
红豆面包
运动饮料
橘子汁
碳酸饮料（可乐、雪碧等）
花生牛奶糖
巧克力糖
橡皮糖
水果罐头

第五章

糖尿病患者的饮食处方

营养均衡就是最佳饮食

糖尿病患者饮食治疗是基础，我们不仅要在合理饮食的基础上制订每日三餐的食谱，更要考虑到糖尿病患者的全身营养状况。虽然说定量的饮食方案可以起到降低血糖的作用，但是我们也要从每一位患者的自身情况出发，从对疾病的抵抗能力出发，保证每日必需的营养物质。在降糖的同时，提供每日所需的必要营养素。

糖尿病患者的饮食疗法包括每种食物的热量和各种营养物质的合理分配。因为每位患者的食谱各不相同，所以对于营养物质的摄入也是不一样的。因此我们要根据每种食物的营养素含量来运用食品交换表。

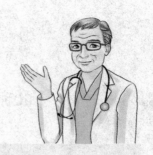

本章看点

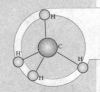

蛋白质——构成生命的物质基础

intro.

蛋白质是人体重要的能源。它是生物细胞最重要的组成物质，是一切生命活动的物质基础，对生命有机体来说是不可或缺的。蛋白质大约占人体体重的16.3%，仅次于水在人体内的含量。

❶ 氨基酸
是蛋白质的结构单位，自然界的氨基酸总共有300余种。

❷ 核糖体
生物体的细胞器，是蛋白质合成的场所，形状为椭球形的粒状小体。

20种氨基酸构成10万种蛋白质

所谓蛋白质，就是指由多种氨基酸❶结合而成的高分子化合物。它的主要特性是含碳、氢、氧、氮、硫。氨基酸的种类、数量、排列顺序的不同，蛋白质的形状、性质、功能也相差甚远。人体内有10万种蛋白质，但它仅仅是由20种氨基酸合成的。

人体的主要成分，参与各种酶、激素的形成

蛋白质是构成肌肉、脏器等器官最重要的成分，也是构成酶、激素、免疫抗体的原材料。特别是核糖体❷，它担任着人体营养物质的输送工作。

•蛋白质过量——造成肾脏负担

与糖、脂质一样，蛋白质无法在人体内储存，多余的蛋白质经尿液排出体外。因此，摄取过量会加大肾脏的负担，损害肾脏的功能，使尿液中钙的排泄量增加，引起骨质疏松。

•蛋白质不足——引发免疫力低下，严重影响生长发育

如果体内蛋白质缺乏，不仅会降低体力和免疫力，而且血管很容易变脆弱，患脑中风的风险就会加大。儿童缺乏蛋白质会影响其生长发育。

蛋白质的形成需要坚固的结合力

1个氨基酸中1分子的氨基，与另1个氨基酸中1分子的羧基发生脱水反应后生成的物质称为"肽链"。

蛋白质是由多个氨基酸在肽链中按一定顺序排列而成的。肽链非常坚固，难以破坏。因此，要把蛋白质完全分解为氨基酸，必须将其溶化于盐水中加压煮1~2天。但是，我们肠胃中的消化酶却可以轻易地将它切断。

蛋白质简介

构造	多个氨基酸在肽链中排列而成的高分子化合物及其相关物
生理作用	肌肉、脏器等的构成成分，酶、抗体、激素的原材料
供给源	肉、鱼类、大豆、鸡蛋、牛奶等
摄取过量	肾功能障碍
摄取不足	体力、免疫力下降，影响生长发育，易患脑中风
每日摄取标准	成人男性 60g　　成人女性 50g

• 蛋白质的变性

在热、碱、酸、重金属盐、紫外线等的作用下，蛋白质的立体结构被破坏，它的这种变化叫作变性。生鸡蛋经煮后变成熟鸡蛋，就是遇热发生变性的一个例子。

• 蛋白质的日摄取标准

年 龄	推荐量（g）	
	（*为适宜量）	
	男	女
0~5月	*10	*10
6~8月	*15	*15
8~11月	*25	*25
1~2岁	20	20
3~5岁	25	25
6~7岁	30	30
8~9岁	40	40
10~11岁	45	45
12~14岁	60	55
15~17岁	60	55
18~29岁	60	50
30~49岁	60	50
50~69岁	60	50
70岁以上	60	50

• 蛋白质的种类

分类	种类	名称及所在位置	性质
简单蛋白质	白蛋白	卵白蛋白（蛋白） 乳白蛋白（牛奶） 人血白蛋白（血液）	易溶于水，遇热凝固
	球蛋白	肌浆球蛋白（肌肉） 球蛋白（蛋白、血清） 大豆球蛋白（大豆）	不溶于水，遇热凝固 易溶于稀的盐类溶液中
	谷蛋白	谷蛋白（小麦） 米谷蛋白（米）	不溶于水，易溶于稀酸、稀碱中
	醇溶谷蛋白	麦醇溶蛋白（小麦） 玉米醇溶蛋白（玉米）	不溶于水，易溶于乙醇，小麦的麸质由谷蛋白和麦醇溶蛋白组成
	硬蛋白	胶原蛋白（软骨、皮） 弹性蛋白（腱） 角蛋白（毛发、指甲）	胶原蛋白经水煮后变为可溶于水的明胶
复合蛋白质	糖蛋白	卵类黏蛋白（蛋白） 黏蛋白（唾液）	蛋白质与糖结合的产物
	磷蛋白	酪阮（牛奶） 卵黄磷蛋白（蛋黄）	蛋白质与磷酸结合的产物
	色蛋白	血红蛋白（血液） 肌红蛋白（肌肉）	蛋白质与色素结合的产物
	核蛋白	卵黄脂磷蛋白（蛋白） 脂蛋白（血清）	蛋白质与类脂质结合的产物
	金属蛋白	铁蛋白（肝脏） 血蓝蛋白（无脊椎动物的血液）	蛋白质与金属结合的产物，大多有酶的作用（金属酶）
其他	诱导蛋白质	明胶	将蛋白质经过化学处理后得到的产物

注：女性怀孕初期+0，中期+5，末期+25，哺乳期+20。

叶酸——将脑卒中的发病风险降低18%

intro.

维生素B 的复合体之一，如其名称所示，多含于绿色蔬菜中，又称为"造血的维生素"。因为是从菠菜叶中提纯的，故命名为叶酸。叶酸对孕妇极为重要，人体一旦缺乏，就会引起巨幼红细胞性贫血。

核酸
由许多核苷酸聚合成的生物大分子化合物，是生命的最基本物质之一。

恶性贫血
恶性贫血又称为巨幼红细胞贫血，在我国比较少见。

胎儿正常发育必不可少的维生素

叶酸在合成蛋白质和必要的核酸（DNA和RNA）的过程中担负着重要的角色。它是一种对胎儿体内的细胞繁殖、正常发育起促进作用的非常重要的维生素。孕妇摄取充足的叶酸，可以预防胎儿神经管发育缺陷等先天性畸形。在英美国家，医生大多建议准备受孕的女性在怀孕前一个月开始每天服用400μg（0.4mg）的叶酸，而在怀孕期间更应该将它的摄取量增倍。

红细胞的生成和新生细胞的必需元素

叶酸是维生素B_{12}的复合体之一，可促进红细胞的正常生成，因此又被称为"造血的维生素"。它在正常的造血过程中扮演着不可或缺的角色。

• 叶酸过剩——导致胎儿发育迟缓

虽然尚未明确叶酸摄入过量引起的症状，但是，如果摄取大量的叶酸，会阻碍锌的吸收。并且服用大剂量叶酸可能会导致胎儿发育缓慢。

• 叶酸不足——诱发恶性贫血和动脉硬化

一般的饮食引起叶酸缺乏的情况是很少见的。但是，腹泻或服用某种药剂时有可能导致叶酸缺乏。人体一旦缺乏叶酸，会引发口腔炎症、身体疲劳、肌肉无力等症状。严重时还会导致造血功能异常，引发恶性贫血。

而且，叶酸缺乏还会使同型半胱氨酸（氨基酸的一种）在血液中的浓度持续上升，从而引发动脉硬化症。

准备受孕的女性应充分补充叶酸

为了降低胎儿先天畸形的危险，不仅在怀孕期间应补充叶酸，在怀孕前一个月就应该开始每日摄取0.4mg（400μg）的叶酸。但是随着高龄产妇的增加，那些上了年纪的准妈妈们却不太在意对叶酸的摄取，因此我们必须提高认识，尽量多吃一些含有叶酸的食品，保持体内营养平衡。

叶酸简介

化学名	蝶酰谷氨酸
生理作用	参与氨基酸、核酸的化学反应
摄取过量	胎儿发育缓慢
摄取不足	恶性贫血，口腔炎，皮肤异常
每日摄取标准	成人 240μg，最高摄取量1300~1400μg

• 叶酸的日摄取标准

年龄	推荐量（μg）		最大摄取量
	男	女	
0~5月	40	40	—
6~11月	60	65	—
1~2岁	100	100	300
3~5岁	110	110	400
6~7岁	140	140	600
8~9岁	160	160	700
10~11岁	190	190	900
12~14岁	240	240	1200
15~17岁	240	240	1300
18~29岁	240	240	1300
30~49岁	240	240	1400
50~69岁	240	240	1400
70岁以上	240	240	1300

注：孕妇+240,哺乳期+100。

注：叶酸多富含于绿色蔬菜、动物肝脏、肉类、坚果、豆类等中。

• 有效的摄取方法

**绿色蔬菜和动物肉类中含有丰富的叶酸
由于其对光不稳定,应保存在阴暗处**

由于天然的叶酸极不稳定,易受阳光、热的影响而发生氧化。因此,如果新鲜的蔬菜在阳光照射处放置3天,那么其中70%的叶酸就会被分解。在购买蔬菜后,应马上放入冰箱中保存,尽快食用。

并且,叶酸能够溶于水。在烹制时,有95%的叶酸可溶于水,因此,建议多食用含有绿色蔬菜的汤。

• 富含叶酸的食物

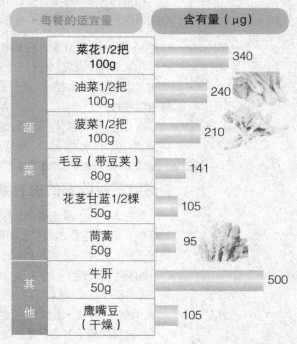

每餐的适宜量		含有量（μg）
蔬菜	菜花1/2把 100g	340
	油菜1/2把 100g	240
	菠菜1/2把 100g	210
	毛豆（带豆荚）80g	141
	花茎甘蓝1/2棵 50g	105
	茼蒿 50g	95
其他	牛肝 50g	500
	鹰嘴豆（干燥）	105

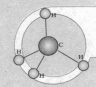

钙——"骨代谢"的起点与终点

intro. 钙是人体最容易缺乏的营养素之一，是构成强健的骨骼和牙齿的基础，具有促进肌肉和神经功能发挥的作用。在我们身体中，钙所占的比例是体重的2%左右。而这其中的1%以游离的或结合的离子状态存在于软组织、细胞外液及血液中。

❶ 骨质疏松症
Osteoporosis，它是一种系统性骨病，中老年人易患的病。

❷ 神经过敏
神经系统的感觉机能异常敏锐，主要症状为神经衰弱。

❸ 草酸
即乙二酸，人体中维生素C的一种代谢物。

▌促进细胞、肌肉、神经功能的发挥

存在于人体内1%的钙分布在血液、肌肉和所有的细胞中。它不仅可以使血液凝固和抑制神经的兴奋，还可以利用细胞内外钙浓度的差异来调节细胞的机能，促进钠的排泄，防止血压上升。

▌构成骨骼和牙齿的基础

钙是人体中储存最多的矿物营养素，占体重的1%~2%。其中大约99%分布在骨骼和牙齿等硬组织中。

在骨骼中，形成新骨骼的"骨形成"和因骨细胞破损而进行的"骨吸收"在不断重复和上演着。而在这种活跃的骨代谢中担任着重要角色的莫过于钙了。

• 钙过量——严重阻碍其他矿物营养素的吸收

如果钙的摄取过量，就会引起泌尿系统结石，不仅如此，它还会阻碍铁、锌、镁等其他矿物营养素的吸收。

• 钙不足——易引发骨质疏松症和骨折

如果钙慢性缺乏，骨量就会随之减少，因此患有骨折和骨质疏松症 的危险就会大大提高。特别是闭经后的女性，受激素的影响，骨量很容易减少。

除此之外，如果体内的钙总是处于缺乏状态，就会引起肩疼、腰痛，有时还会出现神经过敏 症状。

▌影响钙吸收率的主要原因

钙在人体内的吸收率会受其他成分的影响。比如过量的磷、食物纤维、草酸 这些都会使钙的吸收率下降。此外，适量的蛋白质会促进钙的吸收，而摄取过量则会起到相反的效果。

阻碍钙吸收的主要来源
· 草酸（菠菜中富含此物质，但经煮熟后含量会减少）
· 植酸（多含于豆类、贝类中）
· 过量的磷（多见于食品添加剂中）

钙的简介

化学符号	Ca
体内分布	骨骼、牙齿、肌肉、神经等
生理作用	形成骨骼、牙齿等硬组织，促进细胞的信息传递，肌肉的收缩，抑制神经细胞的兴奋等
摄取过量	泌尿系统结石，阻碍铁、锌、镁的吸收
摄取不足	影响幼儿骨骼的发育，骨质疏松症
每日摄取标准	成人男性 650~800mg　　成人女性 650mg

• 钙的日摄取标准

年龄	推荐量（mg）		最大摄取量
	男	女	
0~5月	200	200	—
6~11月	250	250	—
1~2岁	400	400	—
3~5岁	600	550	—
6~7岁	600	550	—
8~9岁	650	750	—
10~11岁	700	700	—
12~14岁	1000	800	—
15~17岁	800	650	—
18~29岁	800	650	2300
30~49岁	650	650	2300
50~69岁	700	650	2300
70岁以上	700	650	2300

• 有效的摄取方法

食用牛奶、酸乳酪是最有效的方法

　　钙的吸收率因食物的不同有很大的差异。牛奶、乳制品约为50%，而鱼类约为30%，青菜约为18%。

　　牛奶中钙的含量很丰富，但是每次的摄取量不宜过多，每日1.5个单位为最佳饮用量。

• 富含钙的食物

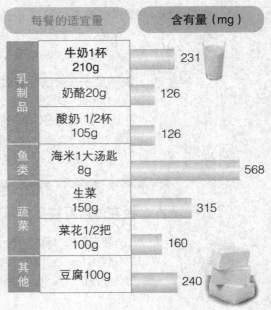

每餐的适宜量		含有量（mg）
乳制品	牛奶1杯 210g	231
	奶酪20g	126
	酸奶 1/2杯 105g	126
鱼类	海米1大汤匙 8g	568
蔬菜	生菜 150g	315
	菜花1/2把 100g	160
其他	豆腐100g	240

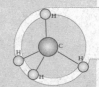

铁——身体各大器官的氧气瓶

intro.

铁是人体必需微量元素，在人体内的总量为4~5g。而其中的72%以血红蛋白、3%以肌红蛋白、0.2%以其他化合物形式存在。它不仅向肌肉及各大器官供给氧气，还是许多酶和免疫系统化合物的成分。

● **血红蛋白**
是高等生物体内负责载氧的一种蛋白质。

● **肌红蛋白**
肌肉中运载氧的蛋白质，由153个氨基酸残基组成。

参与体内各种能量代谢

　　铁在人体内主要承担着向全身输送氧气的重任，它对于预防贫血起着很重要的作用。而体内储存的铁中有大约0.3%是酶的重要组成部分。这些含有铁的酶在能量代谢中担当着不可或缺的重任。

将吸入的氧气输向全身

　　人体内铁的总量为4~5g，其中大约70%为细胞中的血红蛋白●和肌肉中的肌红蛋白●。这些铁被称为"机能铁"，它在人体中担当着将肺吸入的氧气输送到全身各大器官中的作用。

● **铁过量——诱发婴儿急性中毒**

　　铁难以被人体吸收，但是贮存于肠道黏膜内的铁蛋白可调节铁的吸收和释放，使人体不会吸收过量的铁。因此，普通的饮食不会导致摄取过量。

　　但是，有时会由于食用保健品而导致摄取过量，引发铁沉着症。如果是婴幼儿对铁摄入过量，则会引起急性中毒。

● **铁不足——缺铁性贫血症状严重**

　　人体内缺铁时，会引起缺铁性贫血。出现疲劳、头痛、心悸、食欲不振等症状。但是，有时这些症状并不会表现出来，因此需要我们在日常生活中多注意饮食平衡。特别是生长期、月经期和怀孕期的女性，应特别注意。

铁在体内可被反复利用

　　人体内铁的总量为4~5g，但是，每天由于吸收和排泄而出入体内的量仅为1mg。虽然贮存铁的血红蛋白经常反复分解、合成，但铁的体外排泄量很少，这是因为铁作为新合成的血红蛋白被重新加以利用。

铁的简介

化学符号	Fe
体内分布	红细胞、肌肉、肝脏等
生理作用	酶的组成部分，供给细胞中所需的氧气
摄取过量	铁沉着症，婴幼儿会发生急性中毒
摄取不足	缺铁性贫血
每日摄取标准	成人男性 7.0~7.5mg　成人女性 6.5~11mg

铁的日摄取标准

年龄	推荐量（mg）*为适当量		最大摄取量
	男	女	
0~5月	*0.5	*0.5	—
6~11月	5.0	4.5	—
1~2岁	4.0	5.5	—
3~5岁	5.5	6.5	—
6~7岁	6.5	8.0	—
8~9岁	8.5	9.5/13.5	—
10~11岁	10.0	10.0/14.0	—
12~14岁	11.0	7.0/10.5	—
15~17岁	9.5	6.0/10.5	—
18~29岁	7.0	6.5/10.5	2300
30~49岁	7.5	6.5/11.0	2300
50~69岁	7.5	6.5/11.0	2300
70岁以上	7.0	6.0	2300

注：妊娠初期+2.5，中期、末期+15，哺乳期+2.5。

注：铁多富含于绿色蔬菜、动物肝脏、肉、鱼、大豆、海藻等食物中。

有效的摄取方法

动物性食品和维生素C的摄取是提高铁吸收率的关键

铁主要分为血红素铁和非血红素铁。血红素铁更易为人体吸收。像肝脏、瘦肉等这些动物性食物中含血红素铁量较多，而植物性食物中则主要富含非血红素铁。如果非血红素铁与维生素C一起摄取，则吸收效果会更好。

富含铁的食物

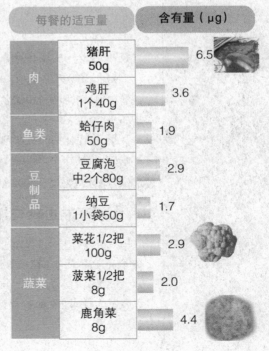

每餐的适宜量		含有量（µg）
肉	猪肝 50g	6.5
	鸡肝 1个40g	3.6
鱼类	蛤仔肉 50g	1.9
豆制品	豆腐泡 中2个80g	2.9
	纳豆 1小袋50g	1.7
蔬菜	菜花1/2把 100g	2.9
	菠菜1/2把 8g	2.0
	鹿角菜 8g	4.4

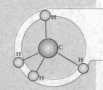

镁——维持生命活动的催化剂

intro. 镁是维持人体生命活动的必需元素，具有调节神经、增强耐久力的神奇功能。此外，镁元素也是高血压、高胆固醇、高血糖的"克星"，并且有助于防治糖尿病、冠心病、中风等中老年疾病。

心律不齐

"心律不齐"指的是心跳或快或慢，常见于心脏病患者，也常发生在麻醉、手术中或手术后。常见症状有头晕、气急、多汗、颜面苍白等。

维护骨骼生长，促进代谢功能

60%的镁分布于骨骼中

正常成人体内镁含量为20~25g，其中60%~65%分布在骨骼中。与钙和磷一样，它也是构成骨骼的重要成分。

其余部分以蛋白质相结合的形式存在于肝脏、肌肉、血液中。人体所有细胞内都含有镁。镁在调节人体内的矿物营养素均衡方面起着重要的作用。

可激发300种以上酶的活性

镁可激发300多种酶的活性，可促进能量的产生与顺利进行。

抑制神经细胞兴奋

除此之外，镁还可以抑制神经细胞兴奋，扩张血管，降低血压。

镁过量——食用保健品有时会引起腹泻

一般的饮食不会引起镁过剩，即使镁摄取过量，也会通过肠道的吸收来加以调节和控制。

镁不足——引发循环系统障碍

慢性镁缺乏会引起心律不齐、心悸等，这会在某种程度上加大患有缺血性心肌病的风险。一般来说，我们体内容易缺乏镁，因此需要特别注意。

另一方面，钙的摄取越多，就会导致镁的排泄量增大。因此，镁和钙的理想摄取比例应为1:2。

水质基准由钙与镁含量所定

"硬度"是水的基准之一。是将1L水中所含的钙离子和镁离子的总和换算为碳酸钙的量而定的。硬度低的水为软水，硬度高的水为硬水。国外的矿泉水中有硬度超过1000的，这可以及时为身体补充矿物营养素，但是由于吸收率不高，难以取得明显的效果。

镁的简介

化学符号	Mg
体内分布	骨骼、肌肉、大脑、神经组织等
生理作用	促进肌肉收缩，抑制神经细胞的兴奋，激发酶的活性
摄取过量	软便、腹泻
摄取不足	心悸、心律不齐、神经过敏、抑郁症等
每日摄取标准	成人男性 340~370mg　　成人女性 270~290mg

• 镁的日摄取标准

年龄	推荐量（mg）*为适当量	
	男	女
0~5月	*20	*20
6~11月	*60	*60
1~2岁	70	70
3~5岁	100	100
6~7岁	130	130
8~9岁	170	160
10~11岁	210	210
12~14岁	290	280
15~17岁	350	300
18~29岁	340	270
30~49岁	370	290
50~69岁	350	290
70岁以上	320	260

注：孕妇+40,哺乳期女性+0。
从饮食之外摄取镁的最大量为成人350mg/日，儿童5mg/日。

注：镁主要富含于大豆、未经过加工的坚果、贝类、海产品中。

• 有效的摄取方法

多食用大豆制品以及未经过加工的贝类

未经过加工的食物中富含镁。一旦经过加工，食物中的镁会大量损失。作为高蛋白的豆腐由于加入了凝固剂盐卤（氯化镁），所以非常有利于身体对镁离子的吸收。

• 富含铁的食物

每餐的适宜量		含有量（mg）
豆类	大豆 30g	66
	油炸豆腐1块 40g	52
	纳豆1/2杯 50g	50
海藻类	干羊栖菜 10g	62
	干裙带菜 5g	55
坚果类	杏仁 30g	93
	腰果 30g	72
	花生 30g	60
其他	粗粮米饭 120g	59
	海米 10g	52

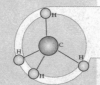

钾——防治高血压有奇效

intro. 钾可以调节细胞内适宜的渗透压和体液的酸碱平衡，参与细胞内糖和蛋白质的代谢。有助于维持神经健康、使心跳规律正常，预防中风，并协助肌肉正常收缩。在摄入高钠而导致高血压时，钾具有降血压作用。

○ **高钾血症**
血钾高于7mEg/L,并伴有明显的心电图变化。

促进细胞的正常活动

·与钠共同调节渗透压

人体内所含钾的量约为体重的0.2%，其中大部分分布于细胞内，与细胞外液中的钠相互作用，调节细胞的渗透压，保持水分平衡。

·促进酶的作用的发挥

钾具有调节细胞内酶反应的作用，可促进能量代谢顺利进行，为细胞正常活动创造良好的环境。

·抑制高血压的恶化

钾可以抑制钠在肾脏中的再吸收，使其经尿液排出体外，因此，有降低血压的功效。

·钾过量——若出现排泄障碍可导致高钾血症

即使钾的摄入量过多，也会随尿液排出体外，因此，正常的饮食不会引起体内钾过剩。但是，如果肾脏机能低下，出现排泄困难的情况时，就容易引发高钾血症①。

·钾不足——食欲不振的前兆

蔬菜、薯类等植物性食品及其他各种食物中都含有丰富的钾，因此，一般的饮食是不会引起体内钾缺乏的。但是，如果有腹泻、呕吐等情况，或长期服用利尿剂时，会使得钾的排出量增加，机体出现乏力、食欲不振等状况。

维护钾与钠的平衡很重要

钠主要以食盐（氯化钠）的形式从食物中摄取。如果摄取过量，细胞内外的营养素平衡就会被打破，产生浮肿。而且，还有可能引发高血压和胃癌。

摄取足量的钾，可加速钠的排出，这可以很好地预防高血压的发病。为了能够使血压平缓下降，钠与钾的摄入比例在1：2以下。需要特别注意的是，越是盐分多的酱汤，就越要加入含钾丰富的蔬菜和薯类与之搭配。

钾的简介

化学符号	K
体内分布	所有细胞内
生理作用	调节细胞的渗透压，参与细胞内酶的化学反应
摄取过量	高钾血症
摄取不足	肌肉无力，食欲不振
每日摄取标准	成人男性 2500mg　成人女性 2000mg

• 钾的日摄取标准

年龄	推荐量（mg）	
	男	女
0~5月	400	400
6~11月	700	700
1~2岁	900	800
3~5岁	1000	1000
6~7岁	1300	1200
8~9岁	1500	1400
10~11岁	1900	1700
12~14岁	2300	2100
15~17岁	2700	2000
18~29岁	2500	2000
30~49岁	2500	2000
50~69岁	2500	2000
70岁以上	2500	2000

• 有效的摄取方法

　　动植物性食物中均含有丰富的钾，新鲜的食物中钾的含量更高。钾经烹饪后会损失30%左右，因此在熬煮汤的时候最好选择适宜的蔬菜。

• 富含钾的食物

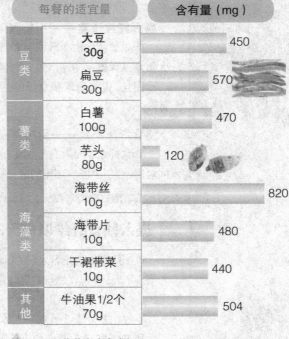

每餐的适宜量		含有量（mg）
豆类	大豆 30g	450
	扁豆 30g	570
薯类	白薯 100g	470
	芋头 80g	120
海藻类	海带丝 10g	820
	海带片 10g	480
	干裙带菜 10g	440
其他	牛油果1/2个 70g	504

注：水果和蔬菜中也富含钾。

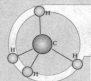

膳食纤维——能改善胰岛素水平的营养素

intro. 膳食纤维是不易被消化的营养素，属于多糖类。主要来自植物的细胞壁，包含纤维素、树脂、果胶等物质。日常生活中经加工后的粮食、清洗蔬菜过程中被扔掉的"渣滓"，都是保持健康不可或缺的物质。

痔疮
即人体直肠末端黏膜下和肛管皮肤下静脉丛发生扩张和屈曲所形成的柔软静脉团。

分解为肠内细菌，发挥健康机能

膳食纤维以前被人们认为是"食物中的渣滓"而不受关注。最近，随着其被分解、发酵转化为能量源和短缩脂肪酸等多种生理机能被发现，它便越来越受到人们的关注。

它分为不溶于水的非水溶性膳食纤维和溶于水的水溶性膳食纤维两种。

• 生理作用——改善肠内环境

非水溶性膳食纤维可刺激肠道蠕动，促进肠内有毒物质排出体外，预防便秘，抑制与肠胃有关的其他疾病。

水溶性膳食纤维可阻止肠内胆固醇和糖的吸收，它不仅可以抑制血糖上升，还可以预防糖尿病的发生。而且容易接受肠内细菌的发酵，增加乳酸菌等有益菌，改善肠内环境。

• 膳食纤维过量——引起腹泻和吸收障碍

如果单从食物中摄取膳食纤维就不用担心摄取过量。但是如果大量地从保健品中摄取单一的膳食纤维就会引起腹泻。

而且，过量摄取膳食纤维会阻碍铁、钙、铅的吸收，从而导致机体缺钙。

• 膳食纤维不足——引起便秘和痤疮

膳食纤维不足时会引起便秘和痔疮。而且肠内的有害物质长时间滞留，会引起肠内环境的恶化，加大诱发癌症的危险。

摄入膳食纤维以每天30g为佳

美国防癌协会推荐人们的日均膳食纤维素的摄入量为每人每天30~40g，欧洲共同体食品科学委员会推荐的标准是每人每天30g。

不过，膳食纤维虽然是人体不可或缺的，但过多食用也会导致矿物质缺乏和维生素（尤其是脂溶性维生素，如维生素A、维生素D、维生素E、维生素K）吸收障碍。对于那些有慢性腹泻症状的人，过量摄入膳食纤维会加快肠胃蠕动，从而加重腹泻症状。

膳食纤维的简介

别名	难消化性多糖类、食物纤维
定义	不能被人体消化酶所消化的食物营养素
生理作用	预防便秘、直肠癌、缓解血糖的上升，维持正常的胆固醇
摄取过量	腹泻、不利于矿物营养素的吸收
摄取不足	便秘、肠内环境的恶化
每日摄取标准	成人男性 19g以上　成人女性 17g以上

• 有效的摄取方法

食用经过烹饪的蔬菜和海藻类和贝类

膳食纤维因种类不同，其健康机能也不同。正常生活中应将多种食物搭配食用。如果在饮食上马虎大意，就容易导致膳食纤维缺乏。虽然蔬菜中富含膳食纤维，但只是凉拌菜中含量较多，如果每天摄取大量的肉类，那么机体中膳食纤维的总量就会大大降低。

煮过的食物和开水浸过的食物膳食纤维含量会大量流失。豆类、海藻、干菜、薯类中的膳食纤维很丰富，将其做成家常菜来食用是不错的。

而且，米饭中加入麦片和糙米，面包选择全麦和黑麦面包，都是增加膳食纤维的好途径。

• 膳食纤维的日摄取标准

性别	男性	女性
年龄	标准量(g)	标准量(g)
18~29岁	19以上	17以上
30~49岁	19以上	17以上
50~69岁	19以上	17以上
70岁以上	19以上	17以上

• 富含膳食纤维的食物

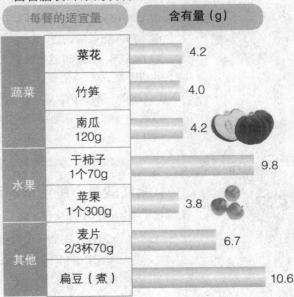

每餐的适宜量		含有量（g）
蔬菜	菜花	4.2
	竹笋	4.0
	南瓜 120g	4.2
水果	干柿子 1个70g	9.8
	苹果 1个300g	3.8
其他	麦片 2/3杯70g	6.7
	扁豆（煮）	10.6

脂肪代谢——人体供热供能的源泉

intro.

脂肪既是人体重要的组成部分，也是含热量最高的营养物质。脂肪为人体提供的热量，通常是糖和蛋白质的2倍多。人体所需总能量的10%~40%都是由脂肪提供的。根据来源的不同，脂肪有两大类，一类是动物性脂肪，一类是植物性脂肪。

❶ 乳糜微粒
一种由小肠黏膜上皮细胞合成，转运来自食物的外源性三酰甘油。

❷ HDL
即高密度脂蛋白，主要形成于肝脏组织，并向肝内转运胆固醇。

三酰甘油的吸收方法

膳脂类中的磷脂和胆固醇被小肠吸收，三酰甘油被十二指肠中的胆汁乳化后，经胰液的消化酶分解成脂肪酸和甘油，然后再被小肠吸收。

• 脂类的集合体"乳糜微粒"

脂肪酸和甘油在小肠壁上，短时间内被还原为三酰甘油，与胆固醇、磷酸一起合成"乳糜微粒❶"而后溶于血液和淋巴液中，之后进入淋巴管，在淋巴管与静脉的交结处汇入静脉，继而经过心脏、动脉最终运往肝脏。

乳糜微粒在肝脏内重新合成后进入全身

• 促进血液循环的核糖蛋白质

乳糜微粒在肝脏中重新合成VLDL核糖蛋白质，然后进入血液中，其中的三酰甘油被脂肪组织吸收、贮藏。为了机体需要，分解为脂肪酸和胆固醇，进而转化为能量。三酰甘油被脂肪组织吸收后，VLDL就转变为LDL这种占很大比例的核糖蛋白质，它是组成细胞膜的重要粒子。

其次，肝脏中合成HDL❷，并将它输入血液中。HDL可以吸收动脉壁的胆固醇并将其运回到肝脏中，因此，较多的HDL可以预防动脉硬化。

脂肪酸是心脏活动的动力

葡萄糖是大脑活动的唯一能量来源，而将葡萄糖经血液输送到大脑的是心脏。心脏若停止跳动，大脑的活动也就停止了。

而起着心脏助推器作用的就是脂肪酸。脂肪酸可分解为人体一个月所需要的三酰甘油。

脂肪的种类和体内的循环

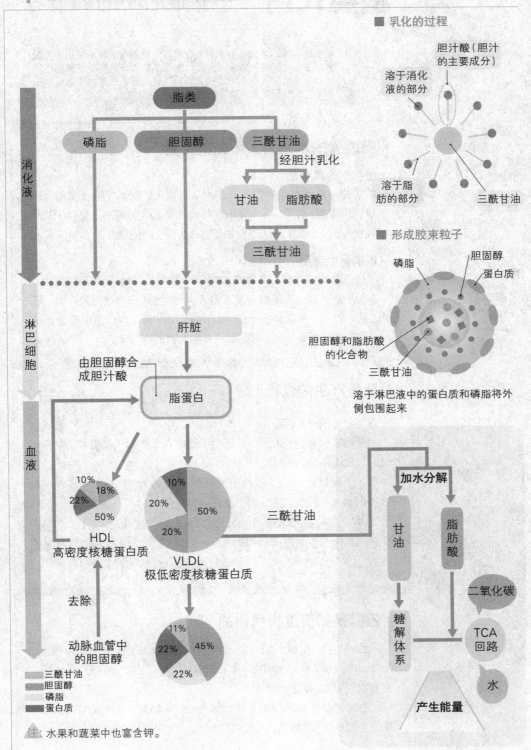

■ 乳化的过程

胆汁酸（胆汁的主要成分）

溶于消化液的部分

溶于脂肪的部分

三酰甘油

■ 形成胶束粒子

磷脂　　胆固醇　　蛋白质

胆固醇和脂肪酸的化合物

三酰甘油

溶于淋巴液中的蛋白质和磷脂将外侧包围起来

消化液

脂类

磷脂　胆固醇　三酰甘油

经胆汁乳化

甘油　脂肪酸

三酰甘油

淋巴细胞

肝脏

由胆固醇合成胆汁酸

脂蛋白

血液

10%
18%
22%
50%

HDL
高密度核糖蛋白质

去除

动脉血管中的胆固醇

10%
20%
20%
50%

VLDL
极低密度核糖蛋白质

三酰甘油

加水分解

甘油

脂肪酸

糖解体系

二氧化碳

TCA
回路

水

11%
45%
22%
22%

产生能量

三酰甘油
胆固醇
磷脂
蛋白质

注：水果和蔬菜中也富含钾。

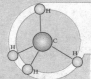

糖类代谢——生命活动的调节者

intro.

在所有的碳水化合物中，最基本的单位是单糖。单糖包括葡萄糖和果糖。在水果和蔬菜中含有少量的糖醇类物质，糖醇就是单糖还原后产生的。单糖在人体中的消化吸收比较慢，它的代谢也不依赖胰岛素。单糖还是食品工业中重要的甜味剂。

❶ 丙酮酸

糖类和大多数氨基酸分解代谢过程中的重要中间产物。

❷ 糖酵解

在供氧不足时，葡萄糖在细胞液中分解成丙酮酸，之后进一步还原生成乳酸。

❸ 乙酰CoA

通过脂肪酸的β-氧化、丙酮酸氧化脱羧和氨基酸的降解生成。

糖能量的本源为太阳光的能量

• 植物中的葡萄糖

葡萄糖是通过植物的光合作用从二氧化碳和水中吸收太阳光的能量而形成的。贝类、薯类等植物将葡萄糖以淀粉的形式储存于其果实或根部。人类食用了这些食物后转化为自己的能量。

• 糖能量的利用

摄取的淀粉分解为葡萄糖，由小肠中被吸收并输送到肝脏，其中，一部分不进入肝脏而是直接进入血液中（血糖），作为能量源存储于肌肉。另一部分的葡萄糖作为糖原存储于肝脏和肌肉中。超出肝脏贮藏量的多余葡萄糖作为内脏脂肪和皮下脂肪被储存起来。

能量产生的过程

• 呼吸和能量的关系

葡萄糖转化为能量时，有利用呼吸进入人体的氧代谢和不利用呼吸的氧代谢两种。葡萄糖在酶的作用下首先转化为丙酮酸❶，在此过程中产生了少量的能量。不利用氧气的代谢称为"糖酵解❷"，在进行激烈运动等相对低氧的状况下使用这种能量。

丙酮酸再次经过酶的作用转化为乙酰CoA❸，这就进入了TCA循环，在此回路中产生的物质（柠檬酸）与通过吸气进入人体的氧气发生反应，产生大量的水和能量，这种能量就成为生命活动的主要源泉。

乙醇是如何进行代谢的

乙醇与糖、脂质、蛋白质一样，在代谢过程中产生能量（1g相当于7kcal）。乙醇不需要消化，易溶于水和脂肪，因此可以在胃和小肠中被立刻吸收，输送到肝脏。

乙醇在肝脏酶的作用下被分解为乙醛和醋酸，最终经由TCA循环产生能量，同时转化为二氧化碳和水。

人体内葡萄糖转化为能量的过程

葡萄糖被人体的各个细胞吸收,在酶的作用下发生变化,在此过程中产生了ATP(腺苷三磷酸)这种聚集了大量能量的物质。

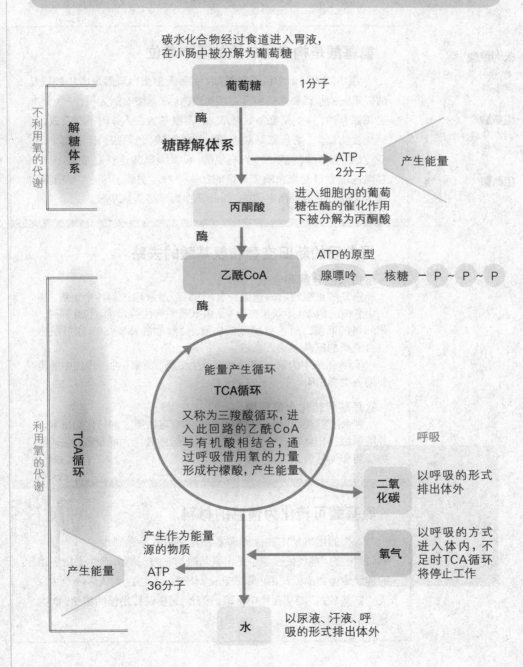

碳水化合物经过食道进入胃液,
在小肠中被分解为葡萄糖

葡萄糖 1分子

不利用氧的代谢

解糖体系

酶

糖酵解体系

ATP 2分子

产生能量

丙酮酸 进入细胞内的葡萄糖在酶的催化作用下被分解为丙酮酸

酶

乙酰CoA

ATP的原型

腺嘌呤 — 核糖 — P ~ P ~ P

酶

利用氧的代谢

TCA循环

能量产生循环
TCA循环

又称为三羧酸循环,进入此回路的乙酰CoA与有机酸相结合,通过呼吸借用氧的力量形成柠檬酸,产生能量

呼吸

二氧化碳 以呼吸的形式排出体外

氧气 以呼吸的方式进入体内,不足时TCA循环将停止工作

产生能量

产生作为能量源的物质
ATP 36分子

水 以尿液、汗液、呼吸的形式排出体外

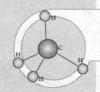

蛋白质代谢——调节人体生理功能

intro. 对人体来说，蛋白质具有相当重要的作用。蛋白质不仅是构成人体组织、细胞的物质基础，也是人体内许多重要代谢物质、营养物质的载体。

● **苯丙氨酸**
一种芳香族的中性必需氨基酸。

❷ **组氨酸**
一种杂环族，碱性半必需氨基酸。

❸ **色氨酸**
一种芳香族，中性氨基酸。

氨基酸是构成蛋白质的基本单位

蛋白质的基本单位是氨基酸。各种天然蛋白质都是由20种氨基酸以不同的数目和方式组合连接而成的。氨基酸有两大类，一类是非必需氨基酸，一类是必需氨基酸。必需氨基酸在人体内不能合成，必须由食物提供。必需氨基酸主要包括赖氨酸、色氨酸、苯丙氨酸❶、甲硫氨酸、苏氨酸、亮氨酸、异亮氨酸，以及缬氨酸这8种。成人必需氨基酸的需要量是蛋白质需要量的20%~37%。另外，组氨酸❷、精氨酸是人类在幼儿时期所必需的，因此又称为半必需氨基酸。

蛋白质的新旧交替和氨基酸的去路

• 蛋白质的分解和合成

氨基酸被吸收后输送到肝脏，然后经血液输送到各个组织。组织中肌肉的构成（即新蛋白质）是由氨基酸转化生成的。与此同时，相同量的旧蛋白质被分解流向血液。分解物的75%~80%在肝脏内被合成新的氨基酸输入血液。

而各组织中的氨基酸又可相继生成酶、激素、神经传递中所需要的各类蛋白质。

• 氨基酸可转化为葡萄糖

剩余的氨基酸可使游离于肝脏中的有毒物质立刻转化为尿素，并随尿液排出体外。去除氮之后的氨基酸或转化为能量源，或转化为脂肪和葡萄糖。

氨基酸可转化为情感的材料

人类的情感是由神经传递素将外部刺激传送到大脑而产生的。神经传递素也是由氨基酸构成的。例如，产生平稳情绪的神经传递血清素是由色氨酸转化而成的。色氨酸❸是人体内无法合成的氨基酸，需要从食物中摄取，因此，想要保持平稳的情绪，食物是必不可少的。

蛋白质的合成与分解

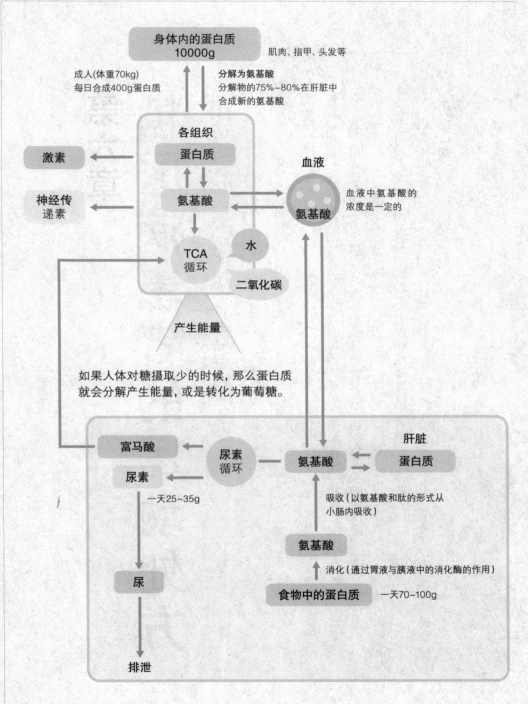

身体内的蛋白质
10000g　　肌肉、指甲、头发等

成人(体重70kg)
每日合成400g蛋白质

分解为氨基酸
分解物的75%~80%在肝脏中
合成新的氨基酸

各组织
蛋白质

激素

神经传
递素

氨基酸

血液
氨基酸

血液中氨基酸的
浓度是一定的

TCA
循环　　水

二氧化碳

产生能量

如果人体对糖摄取少的时候，那么蛋白质
就会分解产生能量，或是转化为葡萄糖。

肝脏

富马酸

尿素
循环　　氨基酸　　蛋白质

尿素

一天25~35g

吸收(以氨基酸和肽的形式从
小肠内吸收)

尿

氨基酸

消化(通过胃液与胰液中的消化酶的作用)

食物中的蛋白质　　一天70~100g

排泄

注: 蛋白质被分解，总量为每日400g，与新产生的蛋白质重量相同。

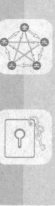

第六章

糖尿病患者的运动处方

战胜糖尿病的忠实战友

在治疗糖尿病的过程中，运动疗法是一个重要的组成部分。特别是对于老年糖尿病患者和肥胖患者而言。我们通过运动不仅可以控制血糖，还可以增强自身体质，对抗多种疾病。这是因为，适当的运动有利于提高机体对胰岛素的敏感性，改善糖尿病患者的糖代谢，维持血糖恒定。

除此之外，养成一个良好的运动习惯，还可以增强我们的心肺功能，这一点对于糖尿病患者来说是至关重要的。因为它可以帮助我们很好地缓解糖尿病并发症的发生和发展。

最后，运动还可以让我们保持精神活力，对抗疾病所产生的诸多身心烦恼，加强我们战胜疾病的自信心。

Chapter 06

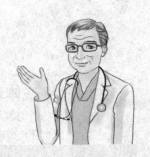

本章看点

运动疗法是治疗糖尿病的又一大法宝

intro. 运动疗法，并不是指一些特别的体育运动和竞技，它是根据患者的年龄和体力选择慢跑、体操等日常的运动，以此来达到控制血糖的目的。运动疗法与饮食疗法、药物疗法共同称为糖尿病治疗的三大方法。

❶《诸病源候论》
中国最早的以内科为主，论述疾病的病因和病候的专著。

❷《外台秘要》
中国唐代由文献辑录而组成的综合性医书。

在体育锻炼中找回身体的"元气"

对糖尿病人来说，运动疗法是很重要的一个治疗环节，尤其是对于老年患者和肥胖患者更为重要。

· 中国隋朝时候的名医巢元方在公元610年辑录的《诸病源候论》❶一书中就提道：患消渴病的人应该"先行一百二十步，多者千步，然后食之"。这里的"消渴病"就是糖尿病。

· 唐代名医王焘在《外台秘要》❷一书中也说：消渴患者要食后千步走。

一些轻型糖尿病患者只要能够坚持体育锻炼，同时控制好饮食，就能使身体得到康复。

阳光、空气、水、运动是健康的四大源泉

"医学之父"希波克拉底讲过一句流传了2400年的话，他说："阳光、空气、水和运动是生命和健康的源泉"。也就是说，一个人要想得到生命和健康，就离不开阳光、空气、水和运动。

法国思想家、哲学家伏尔泰也有一句名言："生命在于运动。"现代医学认为，决定人体健康的四大基石是"合理膳食，适量运动，戒烟限酒，心理平衡"。运动不仅有益于常人，也是糖尿病患者综合治疗中的一项重要手段。

运动对糖尿病患者的三点益处

对糖尿病患者而言，适当的体育锻炼主要有以下三个方面的益处。

① 运动有益于增强体质

适度、持久，而且有规律的运动，可以增强糖尿病患者的运动能力和体力。

② 运动有益于病人控制血糖

运动，可以使身体组织对胰岛素的敏感性增强，体内糖代谢恢复平稳。

③ 运动有益于病人维持正常体重，增强胰岛素降糖作用

运动可以加速体内脂肪的分解，减少脂肪堆积，让肌肉组织更多地利用脂肪酸。

运动改善血糖之七大功效

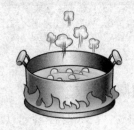

❶ 改善缓慢的糖代谢

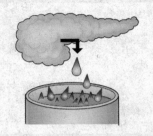

❷ 改善胰岛素功能

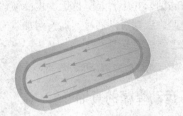

❸ 防止血管老化

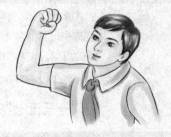

❹ 增强身体抵抗力

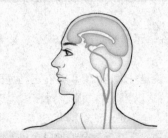

❺ 激活脑神经

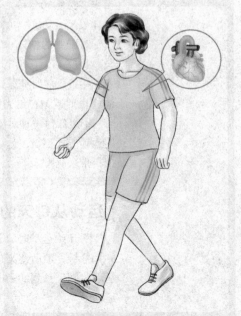

❼ 提高心肺功能

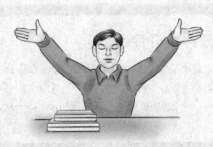

❻ 缓解工作压力

减轻体重关键靠运动

intro. 18世纪中叶，国外一些著名医学家开始主张糖尿病患者要有适量的体力活动，并把体育活动、饮食控制、胰岛素注射作为治疗糖尿病的三大法宝。一些轻型糖尿病患者只要能够坚持体育锻炼，同时控制好饮食，就能使身体康复。

❶ 晕厥

是大脑一时性缺血低氧引起的短暂的意识缺失。

❷ 心律失常

Cardiacarrhythmia，指心律起源部位、心搏频率与节律以及冲动传导中任意一项异常。

▌肥胖患者在运动中找到降糖乐趣

对于重度肥胖的糖尿病患者来说，长期坚持运动可以加速脂肪的燃烧，使体重逐渐下降。而对于微胖的糖尿病患者，在有足够能量、营养的同时，采取积极有效的运功，这对血糖的控制可以起到良好的效果。

除此之外，对于体重正常的糖尿病患者，坚持运动也能使体重控制在正常的范围内。而偏瘦的患者则可以通过运动，增加肌肉组织的重量，使体重增加，甚至达到正常范围。

▌"一三五七"法则——运动降糖的真谛

所谓的"一三五七"运动法则，是指糖尿病患者每天至少要选择一种适当的运动方式，每次运动至少要持续30分钟，每周至少要锻炼5次，每次的运动量要控制在人体最大运动量的70%左右。

对肥胖的糖尿病患者来说，运动的原则是：规律、适当、安全、长期。

尽管肥胖对糖尿病患者来说是一大诱因，但是在运动过程中，他们也要遵循"量力而行，持之以恒"的原则。对糖尿病患者而言，不是任何一种运动都有利，也不是运动量越大越好。如果选择的运动方式不当，运动量不合适，那么反而会给糖尿病患者增加负担，带来危害。

▌运动从每天的5分钟拉开序幕

刚开始运动时，运动量不宜太大，重度肥胖患者可以先运动5~10分钟，然后逐渐加大运动量。一般来说，在一个月内，应该将运动时间延长到20~30分钟。运动结束时，最好再做10分钟的放松运动。

老年糖尿病患者血液循环系统适应能力差，在运动停止后，血液大多分布在四肢。如果突然停止运动，有可能会因为血压过低而发生晕厥❶，或者会诱发心律失常❷。

合理掌控运动时间

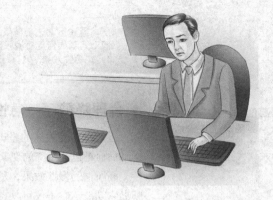

★ 选择"时间段"让运动维持更长久

实际上，在餐后1~2小时内运动对任何人来说都是一件难事。运动最为重要的就是要长久坚持，如果饭后时间很紧，那么在平时选择一个整块时间来做运动也是可以的。

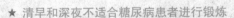

★ 避开饭后30分钟内运动

进餐后，体内的葡萄糖对消化吸收起着重要的作用。若是饭后立刻运动，就会消耗体内的葡萄糖，这反而不利于食物消化。

★ 清早和深夜不适合糖尿病患者进行锻炼

早上刚一睁眼，身体内的各部分机能还未完全"苏醒"；而深夜则正是身体处于休息的时间。选择这两个时间点运动的话，就会打乱人体的生物钟。

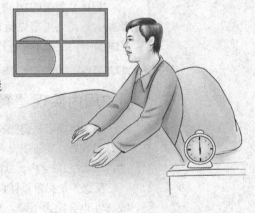

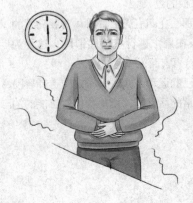

★ 服用胰岛素的病人，要避开引发低血糖的时间段

胰岛素注射确实可以立刻显现出效果，但由于正处于空腹时间段，突然运动则会引发低血糖。

运动改善糖尿病之急性效果和慢性效果

intro. 通过运动改善糖尿病症状的功效在之前已经列举了一些。在这里我们对运动如何促使糖尿病改善做详细的说明。运动疗法的作用大体可以分为"急性效果"和"慢性效果"两种。

Words term

● **高血脂**
血中胆固醇含量或油酸酯含量过高的一种症状。

合理降糖——急性效果和慢性效果

近年来备受关注的是运动降糖的急性效果,它所指的是在一种运动后血糖迅速下降的现象。

而所谓的慢性效果,是指通过经常性的运动,消除肥胖及恢复胰岛素功能。它不仅可以直接降低血糖,还可以通过降低体重而间接地改善糖尿病。甚至可以有效预防由肥胖引起的高血压、高血脂[①]等生活常见病。

餐后锻炼是发挥慢性效果的保障

为了使运动疗法取得最大的效果,最适合运动的时间应该是饭后2小时。因为这会在血糖开始上升的时候取得最明显的效果,并且有利于血糖保持在较低的状态。

相反,餐前的1小时和餐后的30分钟内血液会更多地聚集在内脏处,这是为了避免低血糖的发生及加快食物的消化。因此,餐后的30分钟内还是不要进行体育锻炼为好。

2周内实现"看得见的降糖效果"

糖尿病患者只要能够坚持体育运动,对病情的控制就能够取得良好的效果。实验研究表明,糖尿病患者如果能够进行有规律的运动,那么在2周之内,就能看出降糖的效果。

反之,如果停止体育运动,那么在四五天后,身体对胰岛素的敏感性也会随之下降。如果仅仅在周末进行突击性锻炼,这称为"暴练",对糖尿病患者来说是有百害而无一利的。

所以,糖尿病患者在选择自己的运动方式时,一定要选择容易坚持下去的,并且要尽量增加日常的活动量,增加身体对热能的消耗,这样才有利于病情的控制。

运动降糖的两大效果——急性效果和慢性效果

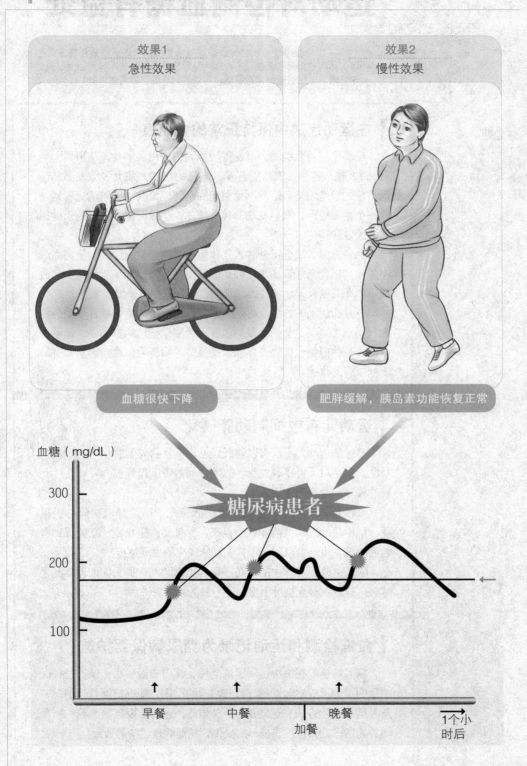

效果1	效果2
急性效果	慢性效果

血糖很快下降

肥胖缓解，胰岛素功能恢复正常

血糖（mg/dL）

300

糖尿病患者

200

100

早餐　　中餐　　晚餐

加餐

1个小时后

运动对控制血糖有益处

intro. 人体只要运动，就会促进脂肪对葡萄糖的吸收。特别是糖尿病患者，体内的葡萄糖含量很高，而胰岛素又不能及时发挥作用。所以在这个时候，通过有效的体育锻炼，可以达到降低血糖的效果。

体力劳动
与"脑力劳动""生理力劳动"相对，其能量消耗受劳动者生理界限的限制。

在运动疗法中保持正常的血糖值

运动疗法对血糖的调节发挥着很大的作用。如今，从事体力劳动的人越来越少，汽车的普及，电梯的增加，使大多数人面临运动不足的尴尬境地。运动不足引起的肥胖，是我国糖尿病患者猛增的一个主要原因。坚持长期的体育锻炼，消除肥胖，这有利于糖尿病的改善和预防。

另一方面，缺乏运动的人其体重中肌肉含量很少，但是将血液中的葡萄糖作为能量源加以利用的却正是肌肉。如果肌肉减少，血液中的葡萄糖就无法消耗掉，那么血糖也就很难恢复正常了。

并且在运动时，细胞可以充分吸收血液中的葡萄糖，即葡萄糖的利用率提高。这会使大量的血糖作为能量被消耗。另外，运动可以使人心情舒畅，提高身体的敏捷度，消除压力，这些因素都有助于糖尿病的改善。

运动能有效抑制动脉硬化

持续的运动，不仅可以降低血糖，恢复胰岛素的功能，甚至对于血压、血脂、三酰甘油都可以起到很好的修复和改善的作用。

众所周知，糖尿病容易诱发动脉硬化。所以像糖尿病心肌梗死、脑中风的发病风险率就会很高。如果高血压和高血脂能得到有效的改善，也就可以间接地抑制动脉硬化的发展速度。

除此之外，身体中的脂肪一旦转化为肌肉，那么体重也会随之减轻。这就在很大程度上提高了心肺的功能。

血糖检测和运动记录为糖尿病保驾护航

糖尿病患者在每次运动锻炼之后，都应该做一次记录。这样做的目的是为了观察运动的疗效和自身的反应，能够根据具体情况，及时调整运动方式和运动量。不仅如此，还要定期监测血糖和一些相关的指标，留意这些指标的变化，从而观察运动的效果。

"跑"出来的身体健康

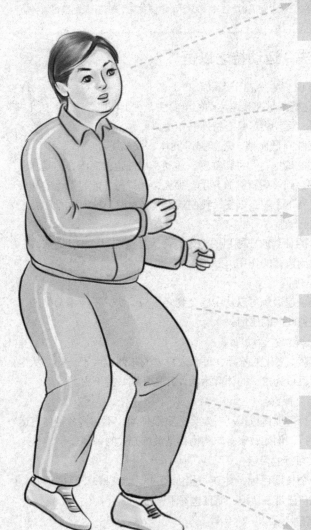

体内葡萄糖被大量消耗，胰岛素功能改善
血糖明显下降

体内多余脂肪被消耗
肥胖患者体重减轻

胆固醇含量降低

血液变得通畅

血压明显下降，得到了很好的控制

心肺功能提高，免疫力增强，体质增强

有效缓解因工作而产生的高强度压力

运动保鲜之七秘诀

intro. 运动不仅能降低血糖，还能保持身体健康。可以说是治疗糖尿病的一种辅助方法。很多患者在运动之初有一种新鲜感，运动积极性也很高涨，但是好景不长，随着时间的推移，渐渐地便失去了兴趣，最后只得放弃。

Words trm

流水不腐，户枢不蠹
出自《吕氏春秋·尽数》，比喻经常运动的东西不易受到侵蚀。

7种方法令运动持之以恒

大家常说"生命在于运动""流水不腐，户枢不蠹"，这些都是在强调运动的重要性。对于糖尿病患者来说，运动更是具有特殊的作用。

它不仅能降低血糖，还能强身健体，很多患者在运动之初的确抱有一种新鲜感，运动积极性也很高涨，但是随着时间的推移，到最后就都放弃了。那么，怎样做才能将运动的积极性长久地保持下去呢？以下，我们就给大家介绍几种常见的方法。

① 制订运动计划

将制订的计划放在醒目的地方，每天提醒自己，并且请家人一同配合，起到监督的作用。

② 和朋友结伴锻炼

与朋友一起锻炼可以从中感受到轻松与愉快，不但不会枯燥，反而会增进彼此间的感情。

③ 选择自己喜欢的运动项目

由于年龄、文化的差异，每个人喜爱的东西也大不一样。从中选择一项自己最为擅长的体育运动，并且长期坚持下去。

④ 运动项目交替进行

长期进行一项体育运动一定会感觉很枯燥，不妨将各种体育运动穿插着进行，例如做家务、购物都是锻炼方式的一种。

⑤ 制订切实可行的目标

制订一个长期目标，如在一年内通过运动减掉5千克体重等，不仅不会给自己带来负担，而且也易于坚持。

⑥ 适当的奖励

作为糖尿病患者的家人，应该及时给予他们表扬，让患者从心里产生一种成就感。

⑦ 学会自我欣赏

通过一段时间的锻炼，如果发现自己的血糖控制得比以前平稳了，就要对自己更加有信心。

总之，运动贵在坚持，所以希望众多的糖尿病患者找到适合自己的锻炼方式，只要坚持下去，就一定可以看到效果。

行之有效的每天20～60分钟运动

运动时间不宜过短或过长

  每日一次的运动量最好控制在20~60分钟之内（刚开始锻炼的老年朋友，以每天30分钟为目标），这样不仅效果显著，而且不会产生厌倦感。如果超过了1小时，那么就会给身体带来过多负担。

一周锻炼3天也可以

  运动疗法，最能突出效果的当然是每天坚持锻炼。但是对于刚刚接触运动的人来说，也可以先从一周3天开始。但是如果您是糖尿病肥胖患者，那么就一定要认真执行"一三五七"的运动法则（具体见P158）。

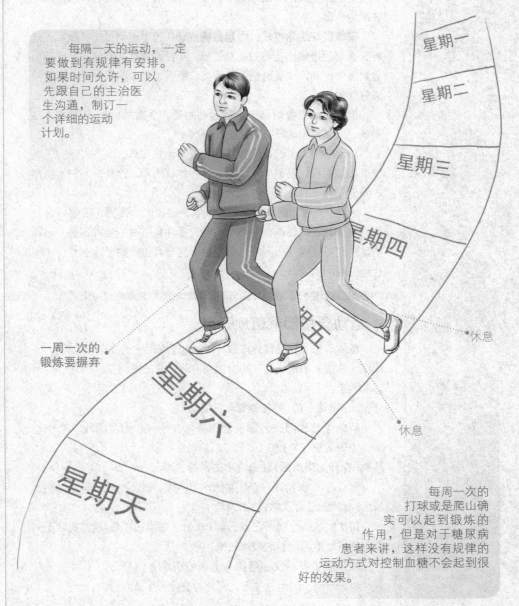

  每隔一天的运动，一定要做到有规律有安排。如果时间允许，可以先跟自己的主治医生沟通，制订一个详细的运动计划。

一周一次的锻炼要摒弃

星期一
星期二
星期三
星期四
星期五
星期六
星期天

休息
休息

  每周一次的打球或是爬山确实可以起到锻炼的作用，但是对于糖尿病患者来讲，这样没有规律的运动方式对控制血糖不会起到很好的效果。

餐后2小时开始运动最有效

intro. 对那些身患疾病的人来说，运动是一把"双刃剑"。恰到好处的体育锻炼能够帮助病人稳定病情，让身体尽快得到康复。可是，如果锻炼的时间不对，运动量不合适，那么对于健康也只能是"雪上加霜"。

❶ 消化系统

由消化道和消化液两部分组成。消化道是一条起自口腔，延续到咽、食道、胃、小肠、大肠，终于肛门的很长的肌性管道。

❷ 心率

Heart Rate，它是用来描述心动周期的专业术语，指心脏每分钟跳动的次数。

▌餐后2小时是控制血糖的"黄金时刻"

关于糖尿病患者的锻炼时间，一般来说在早餐或者晚餐后2小时最为合适。

餐前锻炼的危害是：引起血糖波动！ 过早运动可能导致延迟进餐，而延迟进餐则会导致血糖过低。或者因为运动不能按时服药而导致血糖过高，或者血糖先低后高。所以，糖尿病患者的运动时间最好在餐后。

但是，如果餐后马上进行运动的话，会对消化系统❶**产生不良影响**。所以，运动时间最好在餐后2小时后。

对于中国人来说，晚餐时间一般都比较靠后，很多人吃完了晚饭，不是看报就是看电视，很少进行体育活动，这样很不利于血糖的降低和体重的减轻。

因此，就中国的糖尿病患者而言，应该大力提倡在晚餐后进行体育锻炼。在进行体育锻炼的同时，要注意饮食的定时定量，运动的定时定量，以及服药的定时定量。只有真正做到了这三点，才能达到降糖的目的。

▌运动要按部就班地开展

糖尿病患者在进行体育锻炼时，也要依照一定的程序，按部就班地进行才不会损伤身体，并能取得良好的效果。

首先，在锻炼之前，要先做好准备活动

活动关节和四肢，可以增强身体各个部位的灵活性。增加心率，为即将进行的较大运动做准备。

其次，在开始锻炼后，注意心率的保持

要让心率❷保持在一个正常的水平范围，既不过快，也不过慢。

最后，每周的锻炼次数以5次为佳

每次的锻炼时间不宜少于半个小时，每周锻炼最好在5次以上，否则就难以取得理想的锻炼效果。

糖尿病患者不仅要避免突击式的锻炼，而且万万不可三天打鱼、两天晒网，因为这些方式都会对身体产生负面影响。

▍餐后2小时是运动的黄金时刻

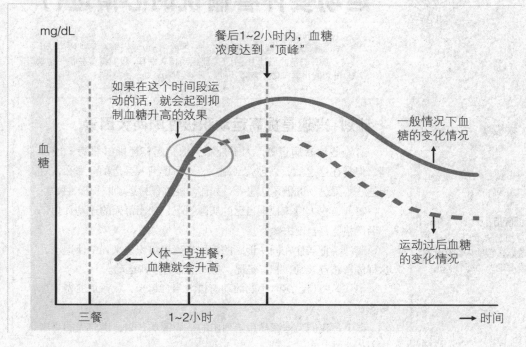

mg/dL

餐后1~2小时内，血糖
浓度达到"顶峰"

如果在这个时间段运
动的话，就会起到抑
制血糖升高的效果

一般情况下血
糖的变化情况

血糖

人体一旦进餐，
血糖就会升高

运动过后血糖
的变化情况

三餐　　　1~2小时　　　　　　　　　　　　时间

▍你是运动不足的体质吗?

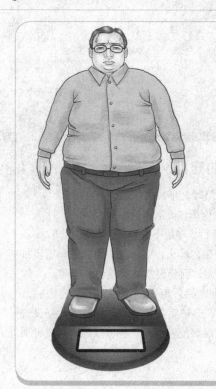

⬇ 最近，牛仔裤穿不进去了……

⬇ 爬楼梯2~3层，就已经气喘吁吁

⬇ 一天有50%的时间都在椅子上坐着

⬇ 每次坐公交车的时候，都找寻空座位

⬇ 就算买日用品也要开车去超市

⬇ 即使公司就在5层，也要等电梯

⬇ 多走一点儿路，就觉得腰酸背痛

⬇ 每逢节假日，就喜欢窝在家里

运动要怀着愉悦的心情进行

intro. 运动疗法是要伴随糖尿病患者一生的，所以我们要在平时的生活中找寻到属于自己的原动力。为了能让运动持久保鲜，我们需要去花一番功夫，试着找出怎样做才能够不让每天的锻炼成为一种负担。

❶ **太极拳**
中国传统武术，每一个动作圆柔连贯，每一式都是绵绵不断，犹如太极图的拳术。

❷ **瑜伽**
瑜伽是一个通过提升意识，帮助人们充分发挥潜能的哲学体系。

计划+兴趣是提高运动积极性的两大因素

有一些糖尿病患者，为了控制病情，起初还能够坚持一段时间，但是在这之后，兴趣就会减少，然后逐渐放弃运动。那么，对于这些不爱运动的糖尿病患者，如何才能够保持运动的积极性呢？

首先，病人应该根据自己的实际情况，列出每天的运动计划，然后严格监督自己去执行。

其次，把居住在同一地区的糖尿病患者组织起来，结伴运动，这样能够相互鼓励，相互督促，有助于患者坚持运动。

最后，将自己感兴趣的活动有机地结合起来，让锻炼变得丰富多彩。

以下是我们为糖尿病患者列出的一周锻炼计划，供广大的患者朋友们参考：

一周运动计划						
时间	周一	周二	周三	周四	周五	周六	周日
早上	太极拳❶	慢跑	太极拳	慢跑	跳操	做家务	
中午							购物
晚上	散步	散步	慢跑	散步	散步	瑜伽❷	打羽毛球

在生活中找到运动的窍门

糖尿病患者在从事体育锻炼时，早晨可以选择一边听新闻一边蹬健身车。如果工作单位离家不远，那么在上班途中可以骑自行车或者步行，尽量不坐车，也不骑电动车。

如果上班的地方离家比较远，那么，可以坐一段公交车后步行一段路程。总之，不要总是坐着，而要经常站着或者多走动。

多爬楼梯，也不要总是乘电梯。每天午饭后，要坚持出去散散步，在家里操持家务的时候，应该将各种姿势的家务活儿交叉进行。在家里要尽量少看电视，最好能够找到一种可以与家人或者朋友共享的运动方式。

我运动，我快乐——降糖三大要点

1 **选择一双适合自己的鞋**

　　一双合脚的鞋，不仅不会给双脚带来负担，反而能够缓解疲劳。特别是患有糖尿病足的患者，一定要选一双合脚的鞋子，并且在运动之前要事先检查好。

穿鞋的时候，脚尖处最好是有"富余"的地方。

脚后跟处是要将双脚固定在鞋内的，切不可出现"不跟脚"的情况。

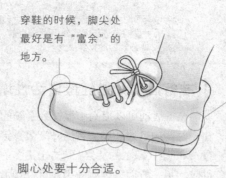

脚心处要十分合适。

鞋底部位，鞋跟要有很好的减震效果，并且薄厚得当。

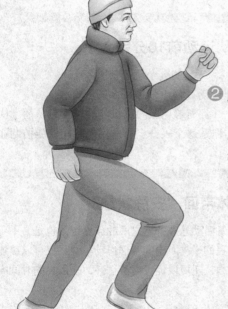

2 **服装的选择要根据季节适当增减**

　　服装的选择首先就是要遵循"舒适第一"的原则。天气寒冷的时候穿保暖性较强的，而天气热的时候，则要选择透气性和吸水性好的。

冬天运动要多穿些，一旦出汗，要及时脱掉。

3 **水分补给要及时**

　　出汗，是体内水分流失的表现。糖尿病患者很可能因身体脱水而造成昏迷，所以在运动前后，补水都是必不可少的。

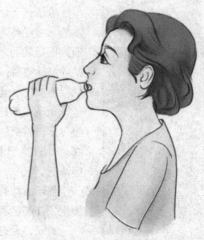

虽说是运动饮料，但也或多或少含有糖分，因此建议糖尿病患者多喝矿泉水为好。

准备活动——轻松开启"降糖之路"

intro. 不管是选择慢跑还是散步,总之在进行各类体育运动之前,准备活动是必不可少的。这是因为突然间的能量消耗会造成肌肉或者关节的损伤。所以我们在进行各类体育活动之前,为了不给自己的身体造成伤害,还是要将各处的筋骨伸展开。

Words terms

❶ **肌红蛋白**
由 153 个氨基酸残基组成,是肌肉中运载氧的蛋白质。

❷ **中枢神经**
神经系统的重要组成部分,由脑神经节、神经索、脑、脊髓及它们之间的连接部分组成。

❸ **静脉回流**
体循环中静脉管输送血液后流回右心房的过程。

▎准备活动令血红蛋白活性增加

准备活动可以提高中枢神经系统的兴奋性,并且可以使体温在短时间内迅速升高。体温升高最直接的效果就是可以促进血红蛋白和肌红蛋白❶的活性,制造出更多的氧,以便于增加肌肉的氧供应。另一方面,体温升高还可以增加各类酶的活性,从而提高物质的代谢水平。

▎克服内脏惰性从运动前10分钟入手

准备活动能够在中枢神经❷的某个位置留下一个兴奋点,这个点可以在运动过程中令神经系统一直处在兴奋的最佳状态。并且能够克服内脏机能的惰性,从而加快机体新陈代谢的水平。但是这个兴奋点所作用的时间仅能控制在45分钟左右。

▎整理运动将身体带回"安静状态"

除了运动之前的准备活动之外,这之后的放松练习也是必不可少的。放松练习也就是我们平常所说的整理运动。它不仅可以缓解肌肉因运动而产生的张力,还可以促进血液循环,在最短的时间内消除身体疲劳。

事实上,运动带来的生理变化,并不是随着它的结束而终止的。运动虽然结束了,但是内脏器官还在"继续工作"。如果不做整理运动就突然停止下来,那么就会造成氧的缺失,从而影响静脉回流❸,以至于出现心脏血液输出量减少、血压降低、暂时性脑缺血等情况。

整理活动的内容以深呼吸运动和放松运动为主。一般有走步、慢跑、伸展运动、放松的小游戏,其形式应该是多种多样的。

所以,无论是事前的准备活动还是事后的整理运动,我们都要坚持一个标准,那就是:慢中求稳。切莫因操之过急而给身体带来不必要的损伤。

令运动效果加倍的身体柔韧体操

① 拉伸身体两侧、肩部周围的关节

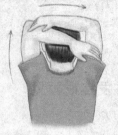

② 拉伸胸筋及肩关节周围的肌肉

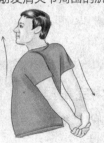

③ 拉伸身体两侧，活动手腕、脚腕

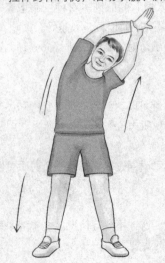

④ 拉伸大腿内侧肌肉

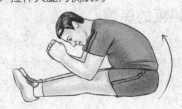

⑤ 拉伸骨盆、腰部周围肌肉

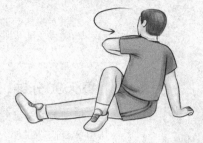

⑥ 活动膝关节，拉伸大腿肌肉

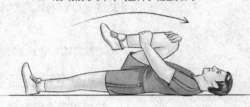

⑦ 拉伸大腿外侧肌肉及腰部肌肉

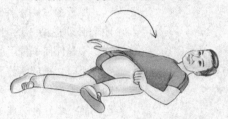

⑧ 拉伸脊椎、骨关节肌肉及髋关节肌肉

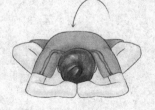

⑨ 拉伸肩部周围肌肉

运动降糖从"每天半小时"开始

intro. 运动，就是在不断探究"多大的强度最适合""多长时间内可以看见效果"等问题。而对于糖尿病患者而言，更为重要的却是多长时间的运动既可以不给身体带来负担，又能够对血糖控制起到积极的作用。

脉搏
动脉的搏动，身体健康的成年人安静时每分钟 70~75 次。

每天30分钟，与糖尿病并发症说再见

根据美国学者的最新研究，患有2型糖尿病的病人，如果经常从事体育运动，那么其死亡率远远比那些不爱运动、经常久坐的2型糖尿病患者低。我们如果每天能够坚持运动30分钟，那么就能够维持或者提高身体的健康水平，减少糖尿病并发症的风险，降低死亡率。

合理的运动组合在30分钟内完美呈现

对糖尿病患者来说，运动的原则是：规律、适当、安全、长期，并且运动量要由小到大。

尽管糖尿病患者极其需要参加体育运动，但是在运动过程中，他们必须遵循"量力而行，持之以恒"的原则。对糖尿病患者来说，不是任何一种运动都有利，也不是运动时间越长越好。

所以，糖尿病患者在进行体育锻炼时，合理安排好30分钟的运动计划就显得尤为重要了。

运动前：15分钟的准备活动

例如伸伸腰、踢踢腿、慢走，都可以达到活动全身肌肉和关节的效果，这是为了避免在运动中出现肌肉拉伤。

运动中：5~10分钟的运动项目

一般来说，在刚开始前不宜运动时间过长，坚持一个月后可以逐渐延长到20~30分钟。

运动后：5~10分钟的整理运动

运动突然停止很容易发生昏厥、心律不齐等情况。老年糖尿病患者血液循环系统适应能力差，对此更要警惕。

脉搏数——合理运动强度的保障

合理的运动强度可以通过每分钟的脉搏数计算出来。所以糖尿病患者在运动的同时，除了必要的运动记录外，脉搏的测量也是非常重要的。一旦觉得很累或是在运动之中身体出现不良反应，就应该立刻停下来，测一测我们的脉搏。

在脉搏的跳动中读懂运动强度

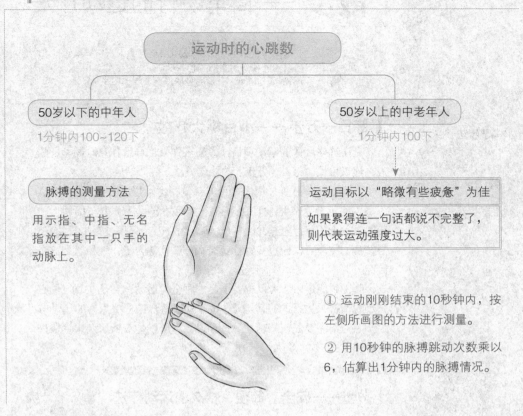

运动时的心跳数

50岁以下的中年人
1分钟内100~120下

50岁以上的中老年人
1分钟内100下

脉搏的测量方法

用示指、中指、无名指放在其中一只手的动脉上。

运动目标以"略微有些疲惫"为佳

如果累得连一句话都说不完整了，则代表运动强度过大。

① 运动刚刚结束的10秒钟内，按左侧所画图的方法进行测量。

② 用10秒钟的脉搏跳动次数乘以6，估算出1分钟内的脉搏情况。

运动中出现不适应立即停止

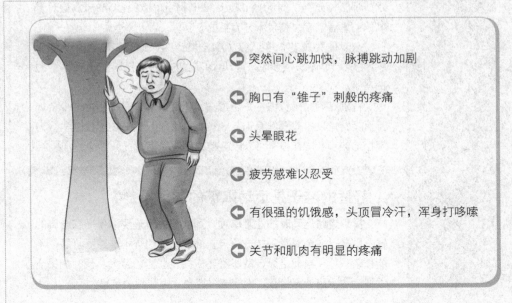

- 突然间心跳加快，脉搏跳动加剧
- 胸口有"锥子"刺般的疼痛
- 头晕眼花
- 疲劳感难以忍受
- 有很强的饥饿感，头顶冒冷汗，浑身打哆嗦
- 关节和肌肉有明显的疼痛

散步——简单易行的运动疗法

intro. 想要达到运动降糖这个目标，那么就要坚持每天进行有氧运动。有氧运动可以同时消耗体内的脂肪和葡萄糖。在这个运动过程中，人体吸入的氧气与需求量是相等的，并且能够取得在生理上的平衡。

① 水中散步法
即水中步行，它对肥胖、腰痛的糖尿病患者最为安全有效。

② 赤足散步法
即赤足散步，是对脚趾、脚心的一种全面按摩运动。

每日一万步——小目标大疗效

无法选择合适的运动项目或是因工作繁忙导致作息时间紊乱的人，建议采用"每日一万步"的快走方法。

说到每日一万步，很多人可能会觉得运动量太大了，其实尝试一下，你就会意外地发现达到这个目标并非一件难事。据调查，普通人一天的步行量是3000~4000步，而一万步只不过是平日的2~3倍，我们完全可以通过步行往返公司、购物等方式，轻松达到这个目标。

而说到快走，它可以称得上是一种全身运动。它是在氧气供应充足的情况下进行的有氧运动，是一种最适合糖尿病患者的运动方式。因为不需要任何特殊的道具和设备，所以能令糖尿病患者轻松地坚持下去。

散步——安全、简便、持久的运动疗法

实验证明，饭后散步对控制血糖是一种最安全，最能持久的运动疗法。如果以每小时3000米的速度步行，那么每分钟就要走90~120步，机体代谢率可提高48％。这对于糖尿病患者控制血糖是十分有益的。

散步的种类有很多，除了刚才提到的快速散步法之外，像水中散步法①、摩腹散步法、赤足散步法②，都是糖尿病患者不错的选择。

特别是摩腹散步法，孙思邈在《千金方》中曾提到过"少食饱行百步，常以手摩腹数百遍，……则益人无百病"。现代医学认为轻松地散步和腹部按摩可以改善糖尿病便秘等情况。

舒适的鞋子是运动降糖的"助推剂"

提到走路运动时的注意事项，那么首先就是要准备一双合脚的鞋子！高跟鞋会对双脚造成负担，而皮革硬的鞋子走路不舒服，不能长久坚持。除此之外，散步时还应摆正姿势，迈大步伐，如果能做到边散步边计算步数，则能够很容易从中感到满足感。

益于健康的步行方法

★ 找寻一种令身心愉悦的速度
略微快地，有节奏地行走

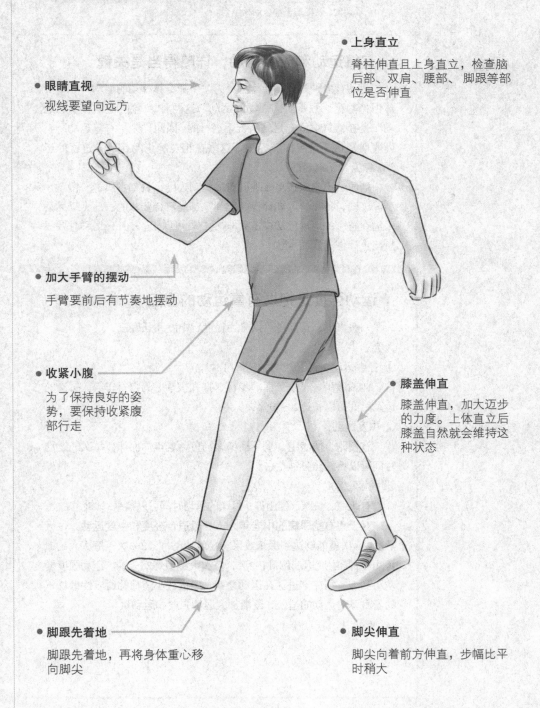

● 上身直立

脊柱伸直且上身直立，检查脑后部、双肩、腰部、脚跟等部位是否伸直

● 眼睛直视

视线要望向远方

● 加大手臂的摆动

手臂要前后有节奏地摆动

● 收紧小腹

为了保持良好的姿势，要保持收紧腹部行走

● 膝盖伸直

膝盖伸直，加大迈步的力度。上体直立后膝盖自然就会维持这种状态

● 脚跟先着地

脚跟先着地，再将身体重心移向脚尖

● 脚尖伸直

脚尖向着前方伸直，步幅比平时稍大

有氧运动为主，无氧运动为辅

intro.

运动后血糖改善的状况在72小时之后就会消失。因此，要想取得理想的效果，每日必须运动2~3次（每周在5次左右）。而且不能只偏重于一项运动，要将若干种运动相结合。

⊙ 骨质疏松

Osteoporosis，它是指单位体积内骨组织量减少的代谢性骨病变。

▎有氧运动和无氧运动，详略得当是关键

运动有多种类型，大体可分为"伴随身体移动的运动"和"身体保持静止，只是肌肉活动的运动"这两种。"伴随身体移动的运动"是在氧气供应充足的情况下进行的，因此称为"有氧运动"。而腹肌锻炼、俯卧撑、投掷等这些在相对静止的状况下进行的运动，称为"无氧运动"。

糖尿病患者应该更多地以有氧运动为主，例如：快走、慢跑、游泳、骑自行车、做韵律操、跳绳等都是符合要求的。而无氧运动只需在整个的运动疗法中占到5%左右就可以了，并且在运动时要尽量防止摔伤和骨质疏松⊙。

▎运动强度是把握有氧运动的重点

一般来说，运动量可以分为轻度、中度和强度三大类。

① 轻度运动

包括散步、干家务活、步行、打太极拳、骑自行车等。每次的运动时间可以长达20~30分钟。

② 中度运动

有慢跑、快步走、上下楼梯、钓鱼、老年体操等，每次的运动时间可以持续10分钟左右。

③ 强度运动

有跳绳、长跑、爬山等，每次的运动时间可以持续5分钟左右。

对于患有糖尿病的中老年人，一般适合轻度和中度运动。每天活动2~4次就能够达到锻炼效果。轻度运动每日2~3次，每次大约锻炼30分钟。中度运动每日1~2次，每次大约锻炼20分钟。运动强度要从小到大，循序渐进。在运动之初，要进行小负荷的适应性锻炼，随着身体对运动的适应，逐渐加大运动强度和运动量。

日常运动中每分钟消耗热量一览表

散步(缓慢)	慢跑(匀速)	韵律操(普通)	爬楼梯
0.13kcal	0.12kcal	0.08kcal	0.09kcal

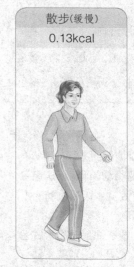 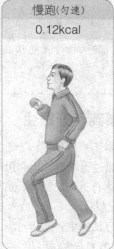 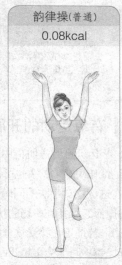 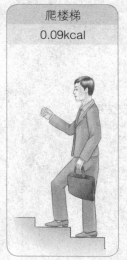

保龄球	交谊舞(平均)	骑自行车
0.06kcal	0.13kcal	0.08kcal

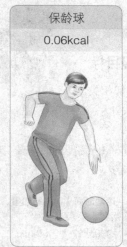 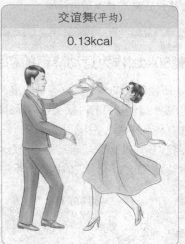 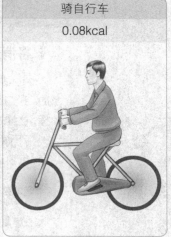

体操(轻缓)	乒乓球	游泳
0.05kcal	0.11kcal	0.37kcal

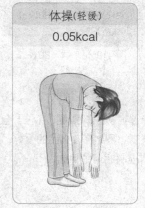 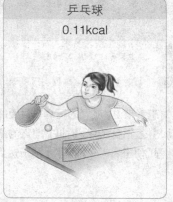 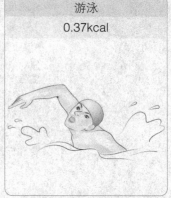

降糖要选择适合自己的有氧运动

intro.

运动量,即运动所消耗的热量,因运动的种类不同而各不相同,要消耗1单位(80kcal)的热量所必需的运动时间也不一样。例如,广播体操要连续做20分钟才可消耗1单位的热量(即80kcal)。因此,这种运动消耗的热量非常少。

交谊舞

Ballroom dancing,最早起源于欧洲,是在古老的民间舞蹈的基础上发展演变而成的。

有氧运动的开展离不开医生

运动可促进肌肉中葡萄糖的消耗,降低血糖值。胰岛素分泌不足或作用缺陷的人也可通过运动有效地利用葡萄糖。即糖尿病患者在进行饮食疗法的同时进行运动疗法,可以有效抑制饭后血糖的上升,使之维持在平稳的状态。

若是正在接受饮食疗法的患者过量运动,或在注射胰岛素后运动,都有可能会引起低血糖的发生。所以运动疗法开始之前要主动与医生商量,决定运动的种类后再开展。

将消耗80kcal作为运动降糖的初级目标

运动中所消耗的热量,是与运动强度密切相关的。我们在选择运动项目的时候要以消耗80kcal为目标,这样才有利于长期地坚持下去。

下面,我们列出了每一项运动平均消耗80kcal所需要的时间长度。每项运动强度越大,花费的时间就会相对减少。

运动强度	运动项目	运动时间	消耗热量
最低强度运动	散步、做家务、打太极拳、开车购物	约30分钟	80kcal
低强度运动	跳交谊舞、下楼梯、骑车、打台球	约20分钟	80kcal
中等强度运动	平地慢跑、溜冰、做广播操、上楼梯、划船、打羽毛球	约10分钟	80kcal
高强度运动	跳绳、游泳、举重、打篮球	约5分钟	80kcal

所以,对患者来说,最好的运动项目要能够容易控制强度,有利于全身肌肉运动,并且不受条件、时间、地点的限制。既要符合自己的爱好,又要操作性强,便于病人长期坚持,易于达到控制病情的目的。

每千克体重每分钟消耗热量一览表

网球 0.13kcal	高尔夫 0.08kcal	滑雪 0.17kcal
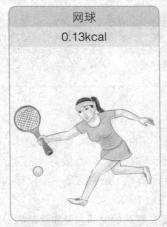	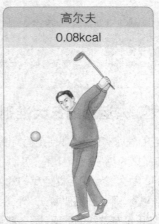	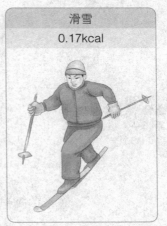

举重 0.17kcal	排球 0.12kcal	足球 0.14kcal
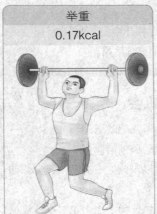	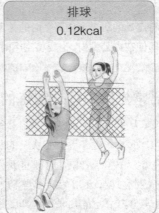	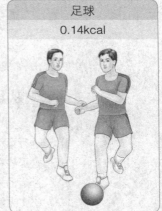

其他

步行	匀速	0.05kcal	游泳	自由泳	0.20kcal
	快走	0.08kcal		仰泳	0.16kcal
慢跑		0.16kcal	羽毛球		0.13kcal
登山		0.12kcal	滑冰		0.14kcal
门球		0.05kcal	柔道		0.13kcal
健美操		0.08kcal	篮球		0.14kcal

能量的消耗与自身体重和所花费的时间息息相关，所以我们可以通过下面这个公式来计算日常消耗的热量。

能量（kcal）= 总能量 − 消耗量 × 体重 × 所消耗的时间

抓住"零散"时间，运动降糖乐趣多

intro.   随着工作压力的不断增大，糖尿病患者的年龄也逐渐趋于年轻化。毫无规律的生活，欧美化的饮食结构，令许多患者即使想要通过运动控制自己的血糖，也只能是"纸上谈兵"，毫无进展。所以在零散的时间内控制血糖就成为糖尿病患者的一大难题。

● 通勤

通勤指从家中前往工作地点的过程。

"忙"人运动的三大准则

年轻的糖尿病患者，即使是面对高强度的工作压力，也要将运动坚持到底。因为糖尿病本身并不可怕，但略微不注意，就很有可能引发一系列的并发症，从而威胁我们的生命健康。如果您是一位年轻的糖尿病患者，那么一定要谨记以下这三点准则。

① 如果没有整块的时间，那么就要在零散的时间内增加运动的次数。

② 将运动的机会延伸到平时的休息、娱乐中。

③ 即使在办公室内，也要将空闲时间充分活用。

从日常生活中挖掘锻炼的机会

如果是从事体力劳动的人，自然就可以随时随地进行运动，而不用为"没有整块"的时间而烦恼。但是那些在办公室里工作的人，那些整天以电脑为中心的人，要想通过运动来控制血糖，恐怕就要费些功夫了。

比如常坐办公室的白领们，即使是坐在椅子上，也可以通过简单的伸展练习来达到运动的目的。如果你所在的公司位于大厦的高层，那就尽量减少乘电梯的次数，多利用楼梯来上下班吧。

而对于上班族来说，最容易利用的莫过于每天通勤①的时间了。提前一站下车步行至公司，或是用自行车代替私家车，甚至是将机动车开到稍远的停车场内，然后采用快走的方式，这些都是我们所说的在"零散"的时间中找出锻炼的机会。

家务劳动也是不错的选择

如果您是一位以家庭为中心的糖尿病患者，那么适当的家务劳动也可作为运动的一种选择。例如擦窗户、擦地板这些都是可以通过消耗体内热量控制血糖的方法。如果是去超市购物，那么完全可以采用步行的方式，这样既愉悦了身心，又达到了控制血糖的目的。

随处可见的运动方式

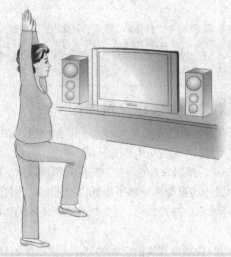

★ 轻松的降糖方式

　　即使足不出户，我们也能够在家轻松享受到运动降糖的乐趣。比如说买个DVD，跟着光盘做一做体操或是舒展运动。无论刮风下雨，只要我们锻炼，运动就会无处不在。

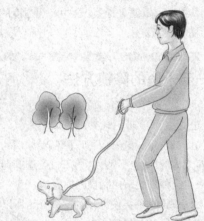

★ 把每天的"遛狗"当作自己的降糖运动

　　如果家里养了小动物，那不妨把每天遛宠物当作自己的必做功课，只要保持好正确的姿势，那么效果一定是显著的。

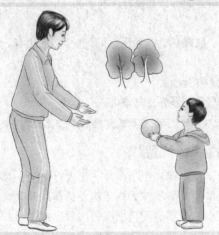

★ 和孩子们玩到一起

　　如果家里有小孩，那么就利用周末的时间和孩子们一起到公园转转吧！孩子们因为年龄小，所以精力很充沛。但是老年人切记不要过于勉强自己。

老年人不要对自己的体质过于自信

intro.　人一旦迈入中老年，身体各个器官的功能都会逐渐衰竭，肥胖的糖尿病患者更是如此。尤其是那些肥胖的中老年糖尿病患者，往往都有不同程度的并发症。所以在为中老年糖尿病患者制订运动处方时，更要注意安全性。

● 癫痫

Epilepsy，大脑神经元突发性异常放电，导致短暂的大脑功能障碍的一种疾病。

● 肺气肿

支气管远端的气道弹性减退，过度膨胀、充气等病理现象。

2型糖尿病患者"慢中求稳"是原则

患有2型糖尿病而且身体肥胖的老人，由于他们不能够快速收缩肌肉，往往因肌肉力量不足，造成活动和平衡能力减弱。

根据澳大利亚的一项对糖尿病人的研究，**在患有2型糖尿病的肥胖老年人中，其肌肉力量和速度与活动和平衡能力有着非常明显的联系。**由于肌肉力量不足、肌肉速度较慢，这些患者的平衡能力与活动能力都被大大削弱。

这项研究还表明，**患有2型糖尿病的肥胖的老年人，更适合从事低强度的体育运动。**如打太极拳、做健美操等，这些轻缓适度的体育项目，有助于他们病情的稳定和恢复。

徒步下山——一劳永逸的降糖方法

徒步下山也就是我们所说的爬山。有一位奥地利专家曾在阿尔卑斯山上进行过一项研究，其结果表明：爬山可降低人体内的血糖含量，它不仅可以降低糖尿病的发病概率，还可削弱糖尿病对人体的影响。因此，由于过度肥胖而无法正常锻炼的人可以试着采用这种方法来控制自己的血糖。

但另一方面，老年人大都腿脚不灵便，眼神不太好，所以要选择爬山的话，就一定要量力而行！如果符合以下这几个条件，切记不要过度勉强自己！

① 心脏病、癫痫[1]、眩晕症、高血压、肺气肿[2]病的患者，最好不要爬山。

②冬天没有太阳就不要爬山。

③爬山过程中有明显气喘最好立刻停止。

爬楼不是爬山的"替代品"

有些人曾这样认为，爬楼梯和爬山都是一步步登台阶，其运动效果是可以互相替代的。其实不然，由于运动负荷以及适合人群的不同，当没条件爬山时也不能用爬楼梯替代。这是因为：楼梯的垂直角度大，爬楼梯时上升、下降的速度快，这会令糖尿病患者的运动负荷相对增大。

逞强只会给身体带来损害

★ 老年人要谨防跌倒和摔伤

老年人在有障碍物或是路面高低不平的地方，很容易因重心不稳而摔倒。所以为了不造成身体骨折，就一定要万分注意。

老年人若是因不注意而摔倒，一定要卧床休息。

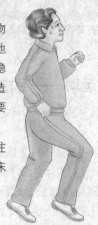

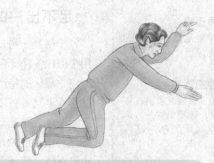

"我觉得自己还可以"是危险信号！！

如果是经常运动的年轻人，那么对自己的体能充满自信是可以理解的，但是如果是上了年纪的老人，那么在运动的时候就要三思而后行。

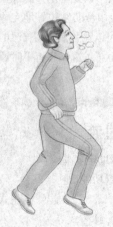

★ 老年人在运动的时候，还是有些节制为好

不要总把自己"困"在屋子里！

人上了年纪，就变得不爱出家门了。这对于老年糖尿病患者来说可不是一件好事。

即使自己不爱运动，也不能总"困"在屋子里，呼吸下新鲜空气对疾病的治疗也会起到积极作用。

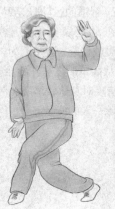

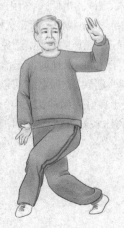

如果和自己的朋友一起出游，在不自觉间也能延长运动时间。

老年人"足不出户"的降糖运动

intro. 老年人在进行运动疗法时，为了不给身体带来任何负担，要特别地小心。人一旦上了年纪，血管和骨头就会变得很脆弱。身体的活动也很不灵便，如果没有意识到这些而去做与年轻人一样的运动，不仅不能长时间坚持，而且很容易受伤。

❶ 鱼王式

一种难度较大的瑜伽姿势。

❷ 蝗虫式

结合了臀肌、腰肌、背肌等，因肌肉缺乏力量所以必须配合呼吸的瑜伽动作。

❸ 屈腿式

向后和向两侧弯曲的体式会伤害脊柱；过度的前屈和扭转脊柱，也会伤害到脊柱。

足不出户的降糖运动——毛巾瑜伽

瑜伽是一种能帮助我们协调身体的行之有效的传统科学。它可用于治疗各种身心疾病。

它最大的特点就是具有实践性、科学性和逻辑性。修炼瑜伽，不仅男女老幼都可以练习，而且对人体也没什么太多的要求。

老年人在运动中为了避免身体损伤，首先就要选择慢走或是瑜伽这种低强度的项目，它们在时间上也不要求过快，对身体的柔韧性也没有特殊的规定。

而近年来，中老年人也慢慢地接受了这项运动，无论男女老少，都可随意进行练习。此外，中老年人还自创了一种足不出户的瑜伽锻炼方式——毛巾瑜伽，它的原理是用一条毛巾帮助你较好地完成瑜伽的大部分姿势练习。有了毛巾的协助，它可以让我们觉得自己的手臂和腿部在延长，同时也增添了信心，既保证了糖尿病患者平时锻炼所要求的强度，又确保了老年人的安全！

12种瑜伽姿势帮助血糖平稳过渡

在瑜伽练习中，以下这12种姿势可以帮助老年糖尿病患者促进体内胰岛素的分泌，改善胰腺功能。它们分别是：鱼王式❶、仰卧式、蛇式、蝗虫式❷、屈腿式❸、骆驼式、前屈伸展式、反弓式、船式、半侧式、祈阳式、睡雷式等。

而在进行瑜伽练习时，我们最好穿宽松、舒适的运动服。要尽量选择安静、干净、舒适、通风的场地，避免在太凉、太热的地方或太阳直射下练习。练习瑜伽的最佳时间是清晨或傍晚。这是因为早晨起来人的身体略有些僵硬，这时我们可以从简单的姿势开始，练完后可使人一天都处于良好的精神状态中。傍晚时身体较早晨灵活得多，瑜伽姿势会做得比较好，这时练习可消除一天的疲劳。

老年人的运动体操——毛巾瑜伽和座椅操

毛巾瑜伽	座椅操
将毛巾缠在手腕上	双手、双脚伸直
双手握住毛巾两端，胳膊向上升，双脚叉开与肩同宽	两手交叉放于头部，背部向上伸
两手拉直毛巾	两腿交替上抬（保留数秒后再放下）
像搓澡一样左右拉动	胳膊伸平后上举
像搓澡一样上下拉动	胳膊由后向前，再由前向后转动。

注：每节体操每天各做7~8次。

儿童糖尿病患者的运动计划书

intro.

儿童糖尿病（juvenile diabetes）是指15岁或20岁之前发生的糖尿病。儿童糖尿病的早期症状为小便后出现遗尿现象。临床上的症状主要体现为多尿、多食、体重骤降、疲乏无力、消瘦。

● 遗尿

睡眠或昏迷中不自觉地发生排尿的表现，或者在非睡眠状态或清醒状态时不自觉地将尿液排出体外。

胰岛素治疗不会影响糖尿病儿童正常发育

儿童糖尿病绝大多数都是"1型"，这样的孩子终身都需要使用胰岛素进行治疗。所以，在胰岛素发明之前，凡是患上了糖尿病的儿童，其结局往往都十分悲惨。很多孩子都是在糖尿病酮症酸中毒（具体见P38）或者感染后，因无药可治而死亡。**因此，胰岛素的发明，拯救了无数糖尿病儿童的生命。**

然而，和患有糖尿病的成年人不一样，身体正处于生长发育阶段的孩子在日常饮食中需要大量的营养，可是他们的病情却又要求控制饮食。这无疑是矛盾的，所以说糖尿病儿童的治疗又具有复杂性。

儿童糖尿病发展的两大阶段

临床医师们曾经发现：

① 出生于20世纪50年代的糖尿病患者，普遍生长发育迟缓

这类人群的特点是：个子矮小，女性患者的乳腺发育和月经来潮都比正常人晚。医生们发现，当时在治疗糖尿病患儿的过程中，一方面对1型糖尿病儿童的治疗经验欠缺，另一方面就是胰岛素的供应严重不足。

② 出生于20世纪70年代的患儿，往往在20世纪80年代或者更晚的时期才患上糖尿病

此时，医生们对治疗糖尿病的临床经验已经相当丰富，胰岛素也不再供不应求，所以，在这个时期患上了糖尿病的孩子，其生长发育基本上不受什么影响。

而作为家长，我们应该在孩子的哪个年龄阶段，教会给他什么样的必要知识和自我监测方法呢？

•**孩子在7、8岁时，家长应该教会他们学习自测血糖和尿酮体。**一边学习自测血糖，一边积极帮助孩子认识和了解合理饮食的重要性。

•**随着孩子年龄增大，家长还应该逐步教会孩子如何正确抽取胰岛素，**按时给自己打针，以及懂得更多的有关糖尿病的防治知识。

自我检测——您是造成孩子运动不足的杀手吗?

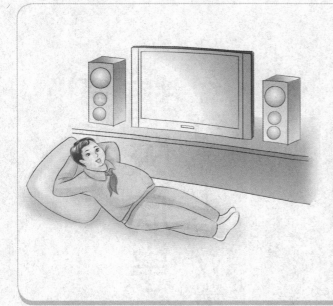

◀ 除每天的正常上课外,在周末为孩子安排了很多的课外班

◀ 总是说带孩子出去玩,却迟迟不肯动身

◀ 带孩子出去玩的时候,总是选择开车

◀ 对孩子看电视不管不顾

◀ 不让孩子参与家务劳动

父母是孩子最好的老师——让孩子养成运动的好习惯

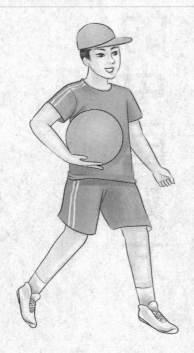

★ 多鼓励孩子参加学校活动

　　如果您的孩子还未出现糖尿病综合征,那么就多鼓励他参加课外活动吧!但前提是要求父母不要将自己的意志强加给孩子。

★ 多让孩子活动身体

　　如果孩子一回家就盯着电视或是一味地玩游戏,那么对身体造成的危害是显而易见的。多让孩子做些力所能及的家务,可以对疾病的控制起到积极的作用。

★ 多让孩子出去玩玩

　　如果自己的孩子很腼腆,不爱和小朋友玩,那么作为家长的我们就要主动去和他建立朋友的关系,增加他平时的运动量。

第七章
糖尿病患者的中医处方
经络养生，汉方药膳

本章主要介绍的是糖尿病的中医疗法。因为我们的传统医学在糖尿病的治疗方面积累了丰富的经验，所以像拔罐疗法、按摩疗法、艾灸疗法、刮痧疗法等越来越多地受到了人们的欢迎和认可。

按摩主要是通过不同的手法对人体的经络穴位处进行刺激的一种物理疗法。

拔罐主要是以罐为工具，使之吸附于经络穴位处，从而产生温热刺激，达到治疗目的。

艾灸是一种使用燃烧后的艾条悬灸人体穴位的中医疗法。

刮痧是通过手指、刮板来开泄人体皮肤毛孔，达到排出病邪、祛病强体的疗法。

除以上疗法之外，我们在本章还介绍了一些古代名方及药膳，为治疗糖尿病并发症提供了多种选择。

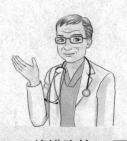

Chapter 07

本章看点

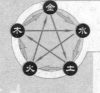

经络养生——拔罐降糖

intro.　拔罐疗法，又称"火罐气""角法"。是一种以杯罐作工具，借助热力排去其中的空气以产生负压，使其吸着于穴位皮肤或者患处，通过吸拔和温热刺激等，造成人体局部发生瘀血现象的一种治疗方法。

❶《五十二病方》

这是现知我国最古的医学方书，现存医方总数 283 个，用药达 247 种。

❷《肘后备急方》

我国第一部临床急救手册。中医治疗学专著，共 8 卷，70 篇。

源远流长的拔罐疗法

拔罐疗法，在中国有着非常悠久的历史，因为古人常以兽角做罐治病，所以又称之为"角法"。考古发现表明，早在西汉时期，中国就已经有了拔罐疗法。在湖南长沙马王堆汉墓中出土的《五十二病方》❶中，就有以兽角治疗疾病的记载。

东晋医学家葛洪著的《肘后备急方》❷里，也有角法的记载。唐代王焘著的《外台秘要》一书中，也曾介绍使用竹筒火罐来治病，如文内说："取三指大青竹筒，长寸半，一头留节，无节头削令薄似剑，煮此筒子数沸，及热出筒，笼墨点处按之，良久，以刀弹破所角处，又煮筒子重角之，当出黄白赤水，次有脓出，亦有虫出者，数数如此角之，令恶物出尽，乃即除，当目明身轻也。"唐代太医署还将"角法"单列为一门学科，学制三年，从理论、操作和临床等方面形成比较完整的医学体系。从以上介绍的情况来看，我国晋、唐时代就已非常流行用火罐疗病了。

唐以后的医家们，不仅继承了先人的成果，而且还进一步发展了拔罐疗法，使之发挥出了更大的作用。比如清代著名医药学家赵学敏曾用拔罐疗法治疗风寒头痛、风痹、腹痛等症。

拔罐疗法的中医作用机理

中医认为，人体内存在着一个经络系统，它们遍布全身，将人体内外、脏腑等各个组织器官联系成一个有机整体，并借以运行周身气血，营养全身。当经络系统当中的某一部分遭到破坏时，那么整个系统就会受到影响，疾病因此产生。而拔罐疗法正是在经络气血凝滞或空虚时，通过对经络穴位的吸拔作用，从而引导经络中的气血输布，使衰弱的脏腑器官得以亢奋，恢复功能，从而赶走疾病。

中医之拔罐方法展示

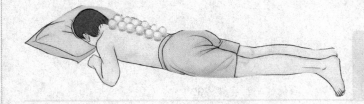

密排罐法
这种方法多用于身体强壮的年轻人。

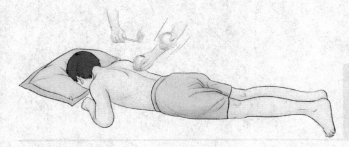

闪罐法
此法的兴奋作用较为明显，适用于肌肉萎缩等症状。

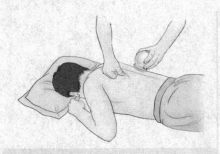

指罐法
此法需要先用手指按穴位或按揉患部再拔罐。

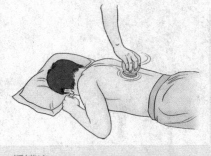

摇罐法
手指对留在皮肤上的罐具进行有节奏的摇动。

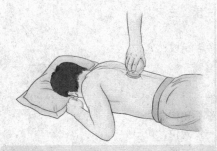

提罐法
通过肌肤的上下移动，可以振荡与之相应的内脏增强其功能。

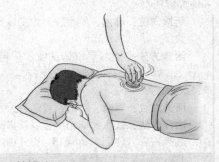

转罐法
通过增大对所留罐具的旋转力量，达到促进血液循环的目的。

拔罐取穴与治疗方法

• 糖尿病患者取穴技巧及按摩——足三里穴

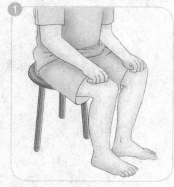

身体端坐，屈膝成90°

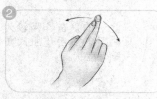

中指折叠法

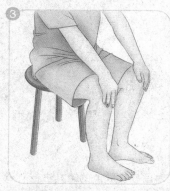

手心对髌骨（左手对左腿，右手对右腿），手指朝下，无名指端处为该穴

• 拔罐降糖——治疗方法

单纯火罐法①

所选穴位：肺俞、脾俞、三焦俞、肾俞、足三里、三阴交、太溪。

治疗方法：让患者取俯伏位，采用闪罐法将罐吸拔在穴位上，留罐10分钟。每日治疗1次。

单纯火罐法②

所选穴位：肾俞、肺俞、胃俞、大肠俞、阳池。

治疗方法：让患者取俯卧位以暴露出背部。然后用闪罐法将罐吸拔在穴位上，留罐15~20分钟。每次选一侧穴位，每日1次，10次为1个疗程。

注意事项：本病患者在治疗期间要限制饮食，多食蔬菜、蛋白质及豆制品；在治疗时要注意不要让皮肤烫伤，以防感染。

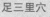
足三里穴
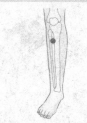

三阴交穴
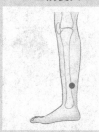

肾俞穴
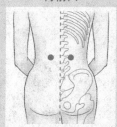

三焦俞穴
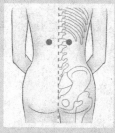

脾俞穴
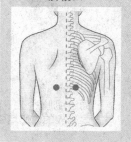

拔罐选穴与治疗方法

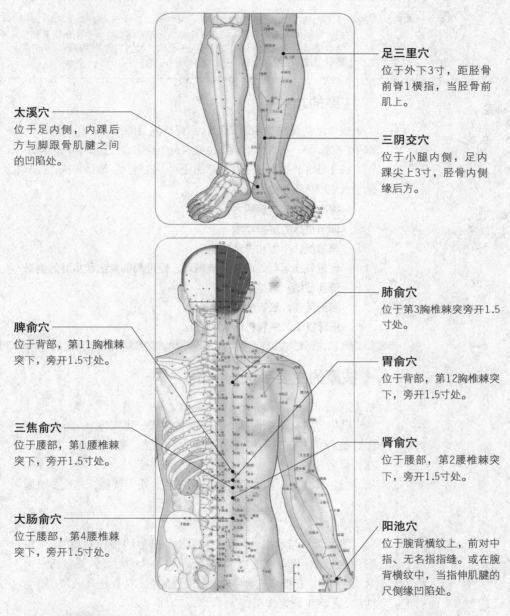

太溪穴
位于足内侧，内踝后方与脚跟骨肌腱之间的凹陷处。

足三里穴
位于外下3寸，距胫骨前脊1横指，当胫骨前肌上。

三阴交穴
位于小腿内侧，足内踝尖上3寸，胫骨内侧缘后方。

脾俞穴
位于背部，第11胸椎棘突下，旁开1.5寸处。

三焦俞穴
位于腰部，第1腰椎棘突下，旁开1.5寸处。

大肠俞穴
位于腰部，第4腰椎棘突下，旁开1.5寸处。

肺俞穴
位于第3胸椎棘突旁开1.5寸处。

胃俞穴
位于背部，第12胸椎棘突下，旁开1.5寸处。

肾俞穴
位于腰部，第2腰椎棘突下，旁开1.5寸处。

阳池穴
位于腕背横纹上，前对中指、无名指指缝。或在腕背横纹中，当指伸肌腱的尺侧缘凹陷处。

●选穴及操作步骤

单纯火罐法①	脾俞 三焦俞 肾俞 足三里 三阴交 太溪
让患者取俯伏位→采用闪罐法将罐吸拔在穴位上→留罐10分钟	
单纯火罐法②	肾俞　肺俞　胃俞　大肠俞　阳池
让患者取俯卧位以暴露出背部→用闪罐法将罐吸拔在穴位上→留罐15~20分钟	

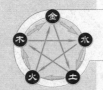

经络养生——**按摩降糖**

intro.　按摩又称推拿，古称按硗、案杌等，是中医中最古老的一种防病、治病的方法。它是人们在长期与自然和疾病的斗争中逐渐积累和总结的结果，早在先秦时代就有了相关记载。我国古代名医扁鹊、华佗等就运用按摩治疗了很多疾病。

营卫
营指从饮食中吸收的营养物质，有生化血液，营养周身的作用；卫指人体抗御病邪侵入的机能。

腧穴
人体脏腑经络之气输注出入的特殊部位。

按摩的功效

按摩疗法是根据中医四诊八纲辨证施治的原则，运用医者的双手(或肢体)，在人体不同部位或穴位上施术，以达到体内阴阳平衡，扶正祛邪，进而预防和治疗病症的一门科学。概括起来，按摩的功效主要体现在七大方面：

- 提高机体的抗病能力
- 调节机体的脏腑功能
- 调节机体平衡和神经功能
- 促进气血运行，改善血液循环，促进局部炎症和水肿的消退
- 理筋散结，解痉止痛
- 润滑关节，松解粘连
- 正骨复位，恢复机体运动功能

按摩的主要手法

① 推法

以指、掌、拳或肘部着力于身体体表一定穴位上，进行单方向的直线或弧形推动的方法，称为推法。推法可在人体各部位使用，具有行气活血、疏通经络、调和营卫等作用。推法操作时，着力部位要紧贴皮肤，用力要稳，速度要缓慢均匀。

② 拿法

用大拇指与示指、中指或大拇指与其他四指相对用力，呈钳形，持续而有节奏地提捏或捏揉肌肤，称为拿法。主要包括三指拿、四指拿、五指拿三种。拿法刺激性较强，具有祛风散寒、通经活络、去瘀生新等作用。

③ 按法

将手指、手掌置于体表之上，先轻后重，逐渐用力向下压某个部位或穴位，称为按法。按法具有宁心安神、镇静止痛、矫正畸形等作用。根据施按部位的不同，一般有指按法、掌按法及肘按法三类。指按法适用于全身各部腧穴，掌按法常用于背腰下肢，肘按法常用于背腰、臀部、大腿等肌肉丰厚部位。

按摩养生特效穴

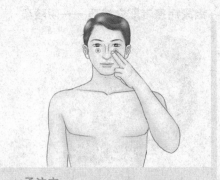

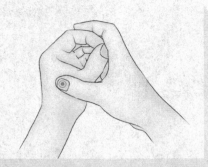

合谷穴
镇静止痛，通经活络，清热解表

承泣穴
通络，止痛，明目

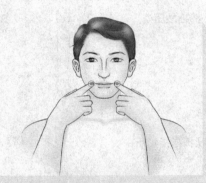

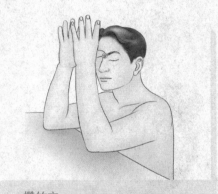

地仓穴
活血祛风

攒竹穴
活血通络、明目止痛

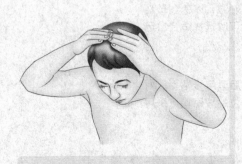

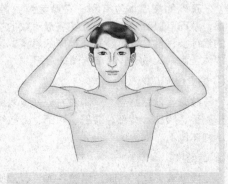

百会穴
升阳举陷，益气固脱

丝竹空穴
祛风通络，清热止痛

取穴——按摩降糖

• 糖尿病患者取穴技巧——阴陵泉

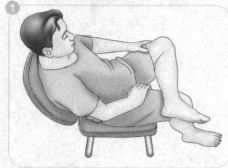

正坐，将一腿跷起，放于另一腿上

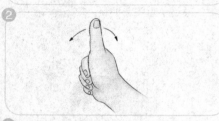

拇指按压法

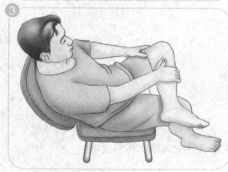

按揉拇指指尖所在膝下内侧凹陷处

• 对症选择适当的按摩体位

正确的按摩体位有利于按摩者对力道、节奏和着力点的掌握，从而可以针对不同病症实施最有效的按摩刺激，以达到预期的治疗及保健功效。特别是糖尿病患者的家属可以选择适合自己的体位为家人做一些简单的辅助治疗。

① 站立位

按摩者自然站立，双脚左右分开或双脚前后呈弓步站立。对于胸部、腹部、背部、腰部、髋部、上肢等部位的按摩均可采用这种体位。

② 端坐位

按摩者正坐，屈膝、屈髋各90°，双脚分开与肩同宽。对于头面部、颈项部、肩部、上肢、胸部、腹部、腰部、下肢及小儿疾病等的按摩均可使用此种体位。

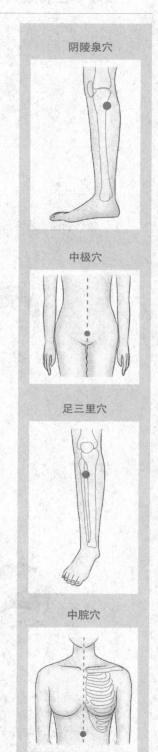

阴陵泉穴

中极穴

足三里穴

中脘穴

精确取穴——对症按摩

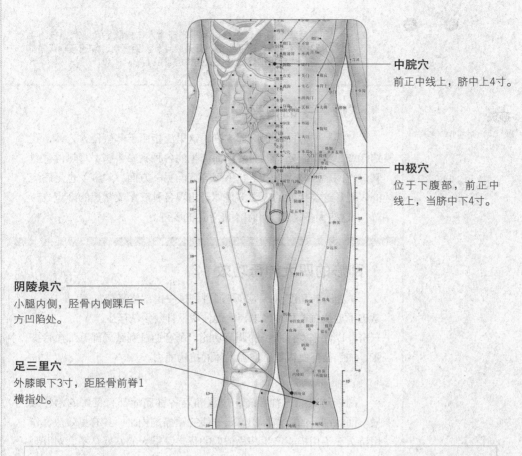

中脘穴
前正中线上，脐中上4寸。

中极穴
位于下腹部，前正中线上，当脐中下4寸。

阴陵泉穴
小腿内侧，胫骨内侧踝后下方凹陷处。

足三里穴
外膝眼下3寸，距胫骨前脊1横指处。

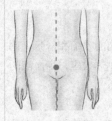

中极穴
按摩时间：1分钟
按摩力度：★★★★

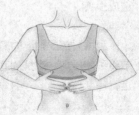

中脘穴
按摩时间：1分钟
按摩力度：★★★

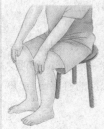

足三里穴
按摩时间：1分钟
按摩力度：★★★★

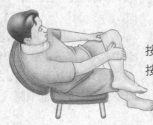

阴陵泉穴
按摩时间：1分钟
按摩力度：★★★★

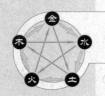

经络养生——**刮痧降糖**

intro.

刮痧疗法就是通过手指、刮板来开泄人体皮肤毛孔，刺激皮下毛细血管和神经末梢，疏通经络、开通腠理、流通气血、加强各种正常的调节功能，达到排出病邪、祛病强体的目的。

痧斑
"痧"象的一种表现。

"痧"字的由来

"痧"一方面是指病邪的痧，这里泛指由于邪气侵入人体，孔窍闭塞、经脉阻塞、气血凝滞而产生的各种头晕头痛、耳热倦怠、胸口气闷、四肢乏力、上吐下泻等症。另一方面，"痧"也是病症的表现。这类疾病的表现多是体表出现各种红紫或紫黑的痧点或痧斑。这些大多是邪气闭阻不能外达的表现。

刮痧的四大神奇功效

从西医的角度讲，刮痧是通过刮拭一定部位来刺激皮下毛细血管和神经末梢，促使中枢神经系统产生兴奋，以此来发挥系统的调节功能。刮痧通过刺激局部毛细血管扩张，加强循环血流量，增强人体的抗病能力。

① 镇痛作用

刮痧对头痛、神经痛、风湿痛等各种痛症都有良好的治疗效果。而且刮痧的镇痛作用，跟一般的镇痛剂相比，具有见效快、作用持久、不用担心产生药物依赖的优点，最大的好处是不会对肝肾造成损害。

② 活血化瘀

刮拭局部或相应的腧穴，可以调节局部肌肉的收缩和舒张，调节组织间压力。刮拭的刺激作用可以使局部产生热效应，令血液的运行速度加快。

③ 发汗解表

刮拭皮肤表面，使皮肤出现充血，这时毛细血管扩张，也就是机体的腠理已经开泄，邪气就可以从开泄的腠理中泻出。

④ 美容排毒

在面部进行刮痧，可以使血管扩张，血流速度加快，使局部组织营养增强，促进皮肤组织细胞的生长，使体内所淤积的血液、秽浊之气得到宣泄，达到去黑、去黄气的目的，清除了面部的有害物质，就能保持面部的红润细腻。

中医之刮痧方法展示

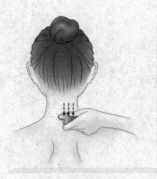

面刮法

面刮法是最常用的刮拭方法。手持刮痧板，向刮拭的方向倾斜30°~60°，以45°最为普遍，依据部位的需要，将刮痧板的1/2长边或全部长边接触皮肤，自上而下或从内到外均匀地向同一方向直线刮拭。面刮法适用于身体平坦部位的经络和穴位。

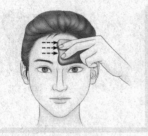

平刮法

手法与面刮法相似，只是刮痧板向刮拭的方向倾斜的角度小于15°，而且向下的渗透力也较大，刮拭速度缓慢。平刮法是诊断和刮拭疼痛区域的常用方法。

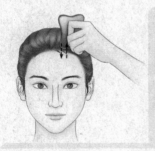

厉刮法

刮痧板角部与刮拭部位呈90°垂直，刮痧板始终不离皮肤，并施以一定的压力，在约1寸长的皮肤上做短间隔前后或左右的摩擦刮拭。这种刮拭方式主要用于头部穴位。

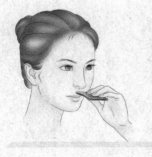

点按法

将刮痧板角部与刮拭部位呈90°垂直，向下按压，由轻到重，逐渐加力，片刻后快速抬起，使肌肉复原，多次反复。这种方法适用于无骨骼的软组织处和骨骼缝隙、凹陷部位。

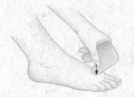

垂直按揉

垂直按揉法是将刮痧板的边沿以90°垂直按压在穴区上，刮痧板与所接触的皮肤始终不分开，做柔和的慢速按揉。垂直按揉法适用于骨缝部穴位以及第二掌骨桡侧的刮拭。

中医之刮痧方法展示

·糖尿病患者取穴技巧——天柱穴

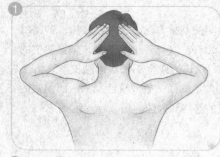

① 正坐双手抬起，抬肘，掌心朝前，向着后头部，指尖朝上

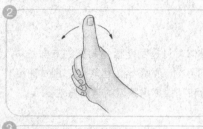

② 拇指压法

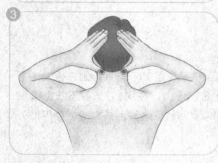

③ 将大拇指指腹置于后头骨正下方凹处，即大筋外两侧凹陷处，按压拇指指腹所在的位置

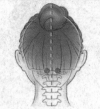
天柱穴

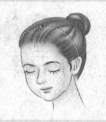
百会穴

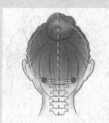
风池穴

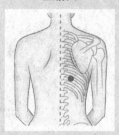
胆俞穴

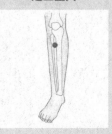
足三里穴

·刮痧介质的选取

刮痧的介质其实就是刮痧用的润滑剂，它有两方面的作用，一方面是增加润滑度，减少刮痧阻力，避免刮痧时刮伤皮肤；另一方面，刮痧润滑剂具有一定的药物治疗作用，可以增强刮痧的功效。现在比较常用的刮痧介质有以下几种：

①白酒：刮痧时一般选用浓度较高的粮食白酒或药酒。多用于损伤疼痛、手足痉挛、腰膝酸软等病症。

②麻油：也叫作"胡麻油""香油"。多用于久病劳损、年老体弱者及婴幼儿等的刮痧治疗。

③鸡蛋清：把生鸡蛋一头磕开一个小口，将蛋清倒出。多用于热病、手足心热、烦躁失眠等病症。

④刮痧油：由芳香药物的挥发油与植物油提炼、浓缩而成，具有行气开窍、祛风除湿、止痛的作用。

刮痧降糖——精确取穴

刮法	刺激程度	次数
推刮、按揉	适度	30

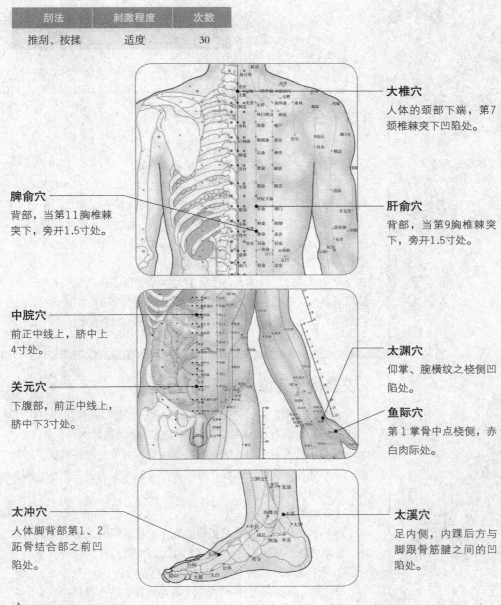

大椎穴

人体的颈部下端，第7颈椎棘突下凹陷处。

脾俞穴

背部，当第11胸椎棘突下，旁开1.5寸处。

肝俞穴

背部，当第9胸椎棘突下，旁开1.5寸处。

中脘穴

前正中线上，脐中上4寸处。

太渊穴

仰掌、腕横纹之桡侧凹陷处。

关元穴

下腹部，前正中线上，脐中下3寸处。

鱼际穴

第1掌骨中点桡侧，赤白肉际处。

太冲穴

人体脚背部第1、2跖骨结合部之前凹陷处。

太溪穴

足内侧，内踝后方与脚跟骨筋腱之间的凹陷处。

⚠️ **刮痧禁忌**

禁刮病症
严重贫血、破伤风、心脑血管病急性期、肝肾功能不全。

禁刮部位
皮肤破损溃疡、未愈合的伤口、肝硬化腹水者的腹部、眼睛、耳孔、鼻孔、舌、口唇、前后二阴、肚脐。

禁刮人群
久病年老的人、极度虚弱的人、极度消瘦的人。

禁刮情况
醉酒、过饥、过饱、过渴、过度疲劳。

经络养生——**艾灸降糖**

intro. 艾灸是一种使用燃烧后的艾条悬灸人体穴位的中医疗法。它的特点是通过对人体穴位施灸，产生温热刺激作用，从而达到防病治病、长寿保健的功效。这种疗法最早可以追溯到古先民时期。艾灸疗法不仅在我国医学史上有重要作用，对于世界医学也做出了巨大贡献。

❶《名医别录》
简称《别录》，共3卷，成书于汉末。

❷《本草从新》
此书作者在明代汪昂所撰《本草备要》基础上重订而成，全书共18卷。

▌艾灸祛病养生的两大机理

艾灸的一般性治疗效应由两方面构成。

① 艾灸产生的特殊的"药气"所引起的效应

《名医别录》❶曰："艾味苦，微温，无毒，主灸百病。"《本草从新》❷又指出："艾叶苦辛……纯阳之性，能回垂绝之阳……"灸法所采用的艾叶药性偏温，为纯阳之品，加之艾火产生的热力，所以使得灸法具有独特的温煦阳气，温通气血，温经散寒之功效。

② 艾灸生热，其热刺激所引起的效应

艾灸是通过经络体表直接给予人体优良的温阳功效，这又是中药所不及的。艾灸生热，适量的热刺激施于适当的灸位便产生了治病效应。因此，在施灸过程中，患者会无一例外地感觉舒适。

▌艾灸的治疗原则

•辨证与辨经

疾病总是表现出相关的症状和体征。症候表现于一定的部位，有寒热、虚实的不同性质，并发生在疾病的不同阶段，这些病位、病性、病程，都成为辨证的主要内容。辨经，即是辨识疾病的具体部位。

•标本缓急

标与本、缓与急是一组相对的概念，在疾病的发生、发展过程中，标本缓急，复杂多变。标本缓急的运用原则有以下4点。

① 治病求本：即针对疾病的本质进行治疗。

② 急则治标：在特殊情况下，标与本在病机上往往相互夹杂，其症候表现为标病急于本病。

③ 缓则治本：在一般情况下，本病病情稳定，或虽可引起其他病变但无危急症候出现，或标本同病，标病经治疗缓解后，均可按"缓则治本"的原则予以处理。

④ 标本兼治：当标病与本病处于俱缓或俱急的状态时，均可采用标本兼治法。

中医之艾灸方法展示

瘢痕灸

在选好的穴位上涂些蒜汁。安放艾炷点燃施灸，需待艾炷燃尽，除去艾灰即可。

患者感到灼痛时，施灸者可用手轻轻拍打施灸部位四周，灸完需贴敷消炎药。

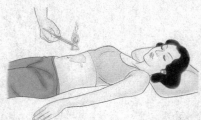
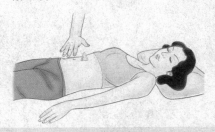

瘢痕灸：用小艾炷直接安放在穴位上施灸，灸后局部皮肤被烧伤，产生无菌性化脓现象，故又称化脓灸。这种灸法常用于治疗哮喘、慢性肠胃病、肺痨、瘰疬、痞块、癫痫以及久治不愈的皮肤溃疡病。

无瘢痕灸

先在选好的穴位上涂些凡士林或甘油，以使艾炷便于黏附。

然后选用中、小艾炷固定，从上端点燃，当燃剩2/5，未烧及皮肤但有灼痛感时更换艾炷，再灸3~6壮。

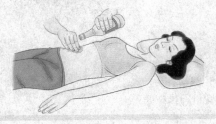
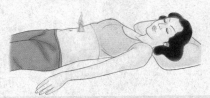

隔姜灸、隔蒜灸

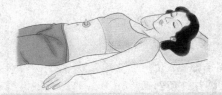

取姜片（蒜片），放在施灸穴位上，然后将艾炷置于姜片（蒜片）上点燃。

隔姜灸、隔蒜灸：用蒜片或姜片作隔垫物的一种施灸方法。

隔盐灸

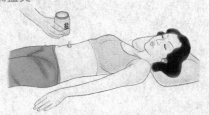

取食盐研细，填平脐窝。在盐上置艾炷点燃施灸。

隔盐灸：用食盐填平脐窝（神阙）作为隔垫物的一种施灸方法。

艾灸降糖——取穴

• 糖尿病患者取穴技巧——命门穴

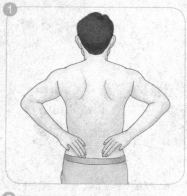

正坐，伸两手至背腰后

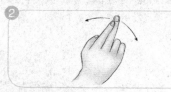

中指折叠法

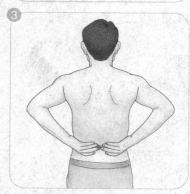

大拇指向前，四指在后，用左手中指腹进行揉按

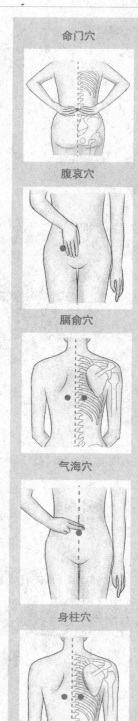

命门穴

腹哀穴

膈俞穴

气海穴

身柱穴

• 艾灸疗法的种类

艾炷灸是用艾绒制成圆锥形艾炷，直接或间接置于穴位上施灸的方法。施灸时，用火柴或燃着的线香点燃艾炷顶部即可。根据操作方法的不同分为直接灸与间接灸两类。

① 直接灸

直接灸是把艾炷直接安放在皮肤上施灸的一种方法，又称着肤灸、明灸。直接灸又分为瘢痕灸、无瘢痕灸和发疱灸3种。

② 间接灸

间接灸是在艾炷与皮肤之间隔垫某种物品而施灸的方法，又称隔物灸。常用的有隔姜灸、隔蒜灸、隔葱灸、隔盐灸等。

除以上方法之外，还包含艾条灸、艾饼灸、艾熏灸等。

艾灸降糖——精确取穴

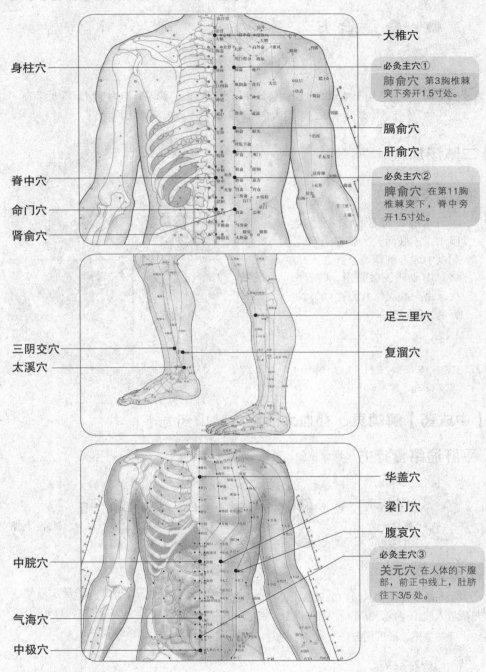

身柱穴

脊中穴

命门穴

肾俞穴

三阴交穴

太溪穴

中脘穴

气海穴

中极穴

大椎穴

必灸主穴①
肺俞穴 第3胸椎棘突下旁开1.5寸处。

膈俞穴

肝俞穴

必灸主穴②
脾俞穴 在第11胸椎棘突下，脊中旁开1.5寸处。

足三里穴

复溜穴

华盖穴

梁门穴

腹哀穴

必灸主穴③
关元穴 在人体的下腹部，前正中线上，肚脐往下3/5处。

⚠ **糖尿病患者禁灸穴**

我国医学古籍首次明确提出禁针禁灸穴的为《针灸甲乙经》，《针灸甲乙经》记载禁灸穴位有23穴：头维、承光、风府、脑户、喑门、下关、耳门、人迎、丝竹空、承泣、百环俞、乳中、石门、气冲、渊腋、经渠、鸠尾、阴市、阳关、天府、伏兔、地五会等。

汉方药膳——**糖尿病脑血管病变**

验方 二陈汤加减 + 解糖灵、补血大活络 + 平肝通络食疗方

主治 适用于糖尿病性脑血管病变以风痰瘀血、痹阻脉络为主者。症见半身不遂，舌强言或不语，口舌歪斜，偏身麻木，头晕目眩。

二陈汤加减(共13味药)

服药方法

水煎，每日1剂，分2次服用，连服两天。服汤药同时配以中成药解糖灵及补血大活络。中成药饭后服用，每日3次，每次4g。饮食方面以清淡为主，忌恼怒。

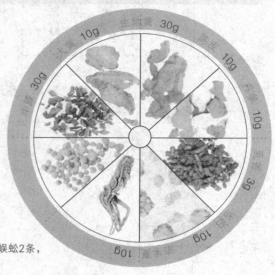

生地黄 30g
陈皮 10g
丹参 10g
黄芪 3g
钩藤 10g
菖蒲 10g
地龙 30g
大黄 10g

注: 另需没药（又名末药）3g，什胆丸1g，蜈蚣2条，制草乌3g，羚羊角1g。

【中成药】解糖灵、补血大活络（映山药丸）

平肝通络食疗方（活血祛瘀，滋肾养肝）

鸡蛋 1个
142kcal
- 膳食纤维 无
- 升糖指数 无

+

老陈醋 180mL
76kcal
- 膳食纤维 无
- 升糖指数 无

+

田三七
4g
- 味甘、微苦、性温

制作方法

将180mL老陈醋倒入敞口玻璃瓶中，把洗净的鲜鸡蛋放入瓶中浸泡，36小时后蛋壳变软，用筷子挑破蛋壳并拿出，最后用田三七末搅拌均匀。

用法

取调兑好的10g醋汤加以稀释（醋汤与冷开水之比为1:3），搅拌均匀后空腹服用。

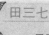

田三七

田三七又称田七，素有"金不换""南国神草"之美誉。具有止血散瘀，消肿定痛的功效。糖尿病模型动物小白鼠食用三七提取物A-J后，发现其肝糖原含量升高，有降低葡萄糖性高血糖的倾向。

汉方药膳——糖尿病视网膜病变

验方 益气养阴汤加减 + 解糖灵 + 益气养阴食疗方

主治 适用于糖尿病性视网膜病变且气阴两虚兼有淤阻者，患者的主要症状为视野模糊、声低懒言、气短乏力、口干咽燥、大便不调、自汗或盗汗，舌红少苔或有瘀点瘀斑者。

益气养阴汤加减(共12味药)

服药方法

水煎，每日1剂，分2次服用，连服5天为佳。服汤药同时配以中成药解糖灵丸，每次饭后服8g，每次分3份服用。饮食方面以清淡为主，忌食辛辣食物。

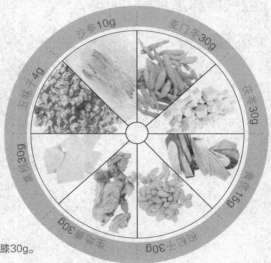

沙参10g　麦门冬30g　茯苓30g　黄芪15g　枸杞子30g　生地黄30g　葛根30g　五味子4g

注：另需合欢花3g，丹参10g，红花10g，牛膝30g。

【中成药】解糖灵

益气养阴食疗方(益气养阴，活血通络)

大枣 8枚 **125**kcal + 黄芪 15g + 鲜芡实 50g + 西洋参 10g

· 膳食纤维　1.9g
· 升糖指数　无

· 味甘，性微温
· 归脾、肺经

· 味甘，性平

· 质坚实，不易折断

制作方法
将以上原料混合放入锅内，煮大约50分钟即可。

用法
每日1次，连服1周。

黄芪

主治内伤劳倦，神疲乏力，脾虚泄泻，肺虚喘嗽，胃虚下垂等症状。具有补气升阳，固表止汗，行水消肿的功效。对胰岛素性低血糖动物服用黄芪后，发现它有升高血糖水平的趋势，并且提高幅度较小。因此黄芪对血糖调节具有双向作用。

汉方药膳——**糖尿病并发肺结核**

验方 益气凝神汤加减 + 八仙长寿丸 、
加味清金丸 + 生津止渴食疗方

主治 适用于糖尿病并发肺结核阴虚燥热者。主要症状为干咳、咽痒即咳、胸部隐隐作痛、痰少黏白、口干咽燥，或带血丝。

益气凝神汤加减（共11味药）

服药方法

水煎，每日1剂，分2次服用，连服7天。服汤药同时服八仙长寿丸、加味清金丸。中成药每日3次，每次饭后各服4g。饮食以清淡为主，忌烟酒。

注:另需白及10g，红花10g，田三七5g。

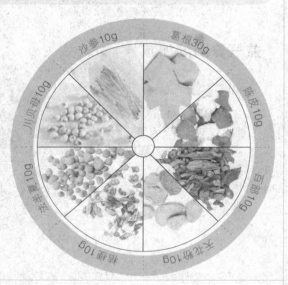

沙参10g
葛根30g
陈皮10g
百部10g
天花粉10g
杜仲10g
法半夏10g
川贝母10g

【中成药】 八仙长寿丸、加味清金丸

生津止渴食疗方（生津止渴，滋阴润燥）

南瓜 500g
115kcal +
· 膳食纤维 0.8g
· 升糖指数 无

玉米粉 200g
740kcal +
· 膳食纤维 2.1g
· 升糖指数 无

葛根粉 250g
· 味甘、辛，性平
· 归脾、胃经

制作方法

将原料充分混合，和成面团，做成小窝头形状，上锅蒸熟即可食用。

用法

每日2次，每次食用2个，需长期服用。

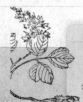

葛根

葛根对消渴、外感发热、头项痛强、麻疹透发不畅、温病口渴有明显疗效。《神农本草经》称："葛根气味甘辛无毒，主消渴。"对糖尿病模型小动物服用葛根后，发现其血糖明显降低。

汉方药膳——**糖尿病并发高血压**

验方 龙胆泻肝汤加减 + 调血逍遥丸 + 清热解毒食疗方

主治 适用于糖尿病并发高血压肝火上炎者。症见头晕且痛、目赤口苦、胸胁胀痛、心烦易怒、寐少多梦、舌红苔黄腻。

龙胆泻肝汤加减（共12味药）

服药方法

水煎冲服，每日1剂，分2次服用，需连服3天。服汤药同时服用调血逍遥丸，每次饭后服8g，每日3次。服药期间戒食辛辣生冷的食物和海鲜。

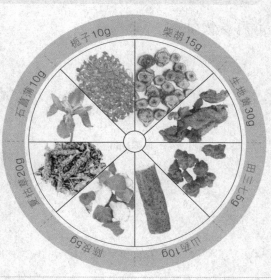

栀子10g　柴胡15g　生地黄30g　田三七5g　山药10g　薄荷5g　夏枯草20g　石菖蒲10g

注：另需合欢花3g，山茱萸15g，郁金20g，羚羊角丝1g。

【中成药】调血逍遥丸（映山药丸）

清热解毒食疗方（清热解毒，清肝泻火）

猪排骨 250g	黄豆 50g	苦瓜 150g
535kcal	**192**kcal	**27**kcal
·膳食纤维 无	·膳食纤维 12g	·膳食纤维 1.9g
·升糖指数 无	·升糖指数 20	·升糖指数 24
·酸性	·碱性	·碱性

制作方法

将上述原料放入锅内，加适量清水，焖煮至排骨酥烂，加入盐即可食用。

用法

每日1次，连服5天为佳。

苦瓜

苦瓜为葫芦科植物，味苦，性寒。归心、脾、肺经。具有祛暑止渴，清热明目，解毒消肿等功效。《泉州本草》中曾对它有这样的介绍："主治烦热消渴引饮，风热赤眼，中暑下痢。"

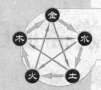

汉方药膳——**糖尿病性高脂血症**

验方 丹参饮加减 + 补血大活络 + 活血食疗方

主治 适用于糖尿病性高脂血症气滞血瘀者。症见胸闷、憋气，胸部闷痛或刺痛，痛处固定不移。主要伴有头痛、头晕、心悸、肢麻等现象。

丹参饮加减（共13味药）

服药方法

水煎，每日1次，分2次服用，需连服5天。服汤药同时服用补血大活络，每次饭后服8g，每日3次。服药期间，戒熬夜、疲劳。

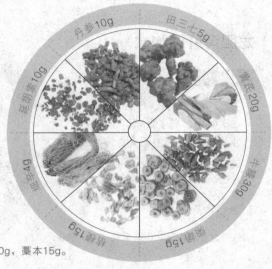

丹参10g　田三七5g　黄芪20g　牛膝30g　薤白15g　枳壳15g　柴胡4g　延胡索10g

注：另需蒲黄10g，蜈蚣2条，赤芍10g，红花10g，藁本15g。

【中成药】补血大活络

活血食疗方（活血补气）

鸡肉 25g　　　　田三七 5g　　　　红花 2g　　　　西洋参 15g

　62kcal ＋ ＋ （红花图） ＋ （西洋参图）

- 膳食纤维 无
- 升糖指数 无

- 味甘、微苦，性温
- 归肺、胃、心、肝、大肠经

- 归心、肝经
- 活血通经，祛瘀止痛

- 味微苦，质坚实
- 不易折断，断面平坦

制作方法

鸡肉切块，放入开水中。然后依次放入田三七、红花、西洋参用武火煮沸。再改为文火煲2小时即可食用。

用法

每日1次，连服5天。

红花

红花具有降低冠脉阻力、增加冠脉流量的作用。它可以有效预防和改善心肌缺血等状况的发生。红花黄色素分离物能对抗心律失常、扩张周围血管、降低血压、抑制血小板聚集、增强纤维蛋白溶解、降低血液黏稠度的作用。

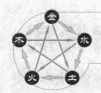

汉方药膳——**糖尿病足**

验方 四君子汤加减 + 加味陈夏六君丸、
健脾和中丸 + 益气养血食疗方

主治 适用于糖尿病足气血两虚兼有瘀湿者。主要症状为患肢发凉、麻木、酸胀或疼痛，间歇跛行，局部皮温下降，皮肤颜色正常或苍白，肢端出现瘀斑或瘀点，腐肉不生或肉芽色淡，且生长缓慢。

四君子汤加减（共13味药）

服药方法

水煎，每日1剂，分2次服用，需连服5天。服汤药同时服加味陈夏六君丸和健脾和中丸，每次饭后各服4g，每日3次。饮食上要忌辛辣及油腻。

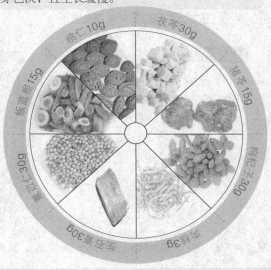

桃仁10g
茯苓30g
桔梗15g
枸杞子30g
法半夏3g
香附3g
薏苡仁30g
板蓝根15g

注：另需蜈蚣2条，红花10g，黄芪15g，
田三七5g，党参15g。

【中成药】加味陈夏六君丸、健脾和中丸

益气养血食疗方（补益气血，化瘀祛湿）

鸡肉 100g	沙参 10g	黄芪 10g	山药 20g
248kcal +	+	+	
· 膳食纤维 无 · 升糖指数 无	· 根苦，微寒，无毒 · 除寒热，补中，益肺气	· 味甘，微温 · 归肺、脾、肝、肾经	· 味甘，性平 · 归脾、肺、肾经

用法

将上述原料放入适量清水中（可加入4g田三七），用武火煮沸后，改用文火煲2小时左右即可。

制作方法

每天1次，连服5天。

山药

山药具有健脾益肺、补肾固精、养阴生津等功效。主治消渴、脾虚泄泻、食少倦怠、虚劳羸瘦、肺虚咳喘、气短自汗等症状。对糖尿病模型小动物服用山药水煎剂后，发现它可以很好地对抗因外源葡萄糖而引起的血糖升高的症状。对糖尿病的治疗和预防有一定的疗效。

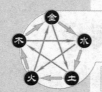

汉方药膳——**糖尿病肾病**

验方 参苓白术散加减 + 健脾和中丸、解糖灵 + 健脾和胃食疗方

主治 适用于糖尿病肾病脾虚胃逆者。主要症状为面色少华、神疲乏力、口渴不多饮、恶心犯呕、脘腹胀满、食少便溏、舌体胖、苔白、脉濡。

■ 参苓白术散加减（共13味药）

服药方法

水煎，每日1剂，分2次服用，需连服7天。服汤药同时服健脾和中丸、解糖灵。每日3次，每次饭后各服4g。饮食方面忌食辛辣，忌郁怒。

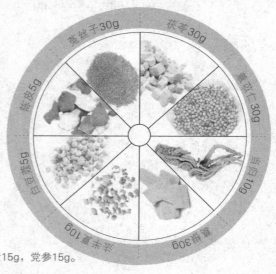

菟丝子30g
茯苓30g
薏苡仁30g
当归10g
砂仁（后下）10g
陈皮5g
白扁豆5g

注：另需升麻10g，天花粉10g，柴胡15g，郁金15g，党参15g。

【中成药】 健脾和中丸、解糖灵

■ 健脾和胃食疗方（健脾和胃）

大米 150g	西洋参 10g	陈皮 5g	山楂 10g
530kcal +	+	+	
·膳食纤维 0.4g	·味微苦，质坚实	·性温，味苦	·性微温，味酸
·升糖指数 84	·不易折断，断面平坦	·归脾、肺经	·归脾、胃、肝经
·酸			

制作方法

将上述原料加适量清水煮40分钟即可食用。

用法

每日1次，连服5天。

西洋参

西洋参别名花旗参、洋参。具有补气养阴、清热生津等功效。主治消渴、气虚阴亏、内热、咳喘痰血、虚热烦倦、口燥咽干等症状。西洋参可以降低血糖，调节胰岛素分泌，促进糖代谢和脂肪代谢，对治疗糖尿病有一定辅助作用。

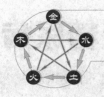

汉方药膳——老年糖尿病

验方 补中益气汤加减 + 健脾和中丸、解糖灵 + 益气健脾食疗方

主治 适用于老年糖尿病脾胃气虚者。主要症状为多饮、纳呆、食后脘腹胀满、面色萎黄、四肢倦怠、大便溏薄、舌淡苔白，脉缓弱。

补中益气汤加减（共11味药）

服药方法

水煎，每日1剂，分2次服用，连服5天。服汤药同时服用健脾和中丸、解糖灵。每日3次，每次饭后服4g。饮食方面忌寒凉之物。

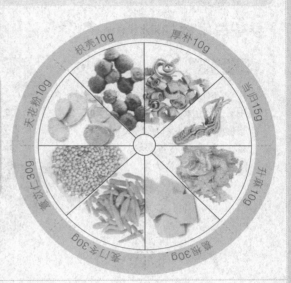

枳壳10g　厚朴10g　当归15g　升麻10g　薏门冬30g　熟地30g　薏苡仁30g　天花粉10g

注：另需党参15g，黄芪20g，田三七5g。

【中成药】健脾和中丸、解糖灵

益气健脾食疗方（补气健脾，养目生津）

兔肉 100g	山药 15g	玉竹 10g	黄芪 10g
84kcal +	**50**kcal +	+	
· 膳食纤维 无 · 升糖指数 无 · 酸	· 膳食纤维 1.4g · 升糖指数 无	· 味甘，性平 · 归肺、胃经	· 味甘，性温 · 归肺、脾、肝、肾经

制作方法

把全部原料放入锅内，并可再加入3~4枚大枣，用武火煮沸。之后改用文火煲2小时左右即可。

用法

每天1次，连服5天。

玉竹

玉竹具有润肺滋阴、养胃生津的功效。主治燥热咳嗽、虚劳久嗽、热病伤阴、口渴、内热消渴等症状。玉竹甘寒柔润，药性缓和，补而不腻，具清养而不敛邪的特性。对糖尿病模型小动物服用玉竹提取物时，发现它对高血糖有明显的抑制作用。

汉方药膳——**肥胖型糖尿病**

验方 参苓白术散加减 + 健脾和中丸、
解糖灵 + 补中益气食疗方

主治 适用于肥胖型糖尿病脾虚湿困者。主要症状为肥胖多睡、倦怠乏力、懒言少动、纳呆腹胀、大便稀溏、舌淡红、苔白腻，脉沉细弱。

▌参苓白术散加减(共11味药)

服药方法

水煎，每日1剂，分2次服用，需连服7天。服汤药同时服健脾和中丸、解糖灵。每日3次，每次饭后各服4g。服药期间宜以清淡饮食为主。

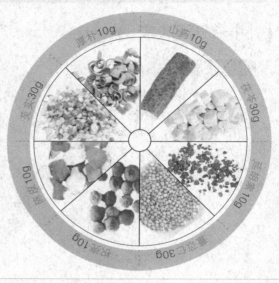

白术10g　山药10g　茯苓30g　莲子30g　薏苡仁10g　扁豆10g　陈皮10g　芡实30g

注：另需黄芪15g，党参10g，红花10g。

▌【中成药】健脾和中丸、解糖灵

▌补中益气食疗方（补中益气，化瘀利湿）

薏苡仁 30g + 芡实 50g + 南瓜 100g **23kcal** + 大枣 6枚

- 性凉，味甘
- 利水消肿、健脾
- 去湿

- 味甘，性平
- 除暑疾、益精气

- 膳食纤维 0.8g
- 升糖指数 无

- 性温，味甘
- 归脾、胃经

制作方法

将上述原料放入锅中，倒入适量清水，煮1小时左右即可食用。

用法

每日2次，需连服1周。

大枣

大枣又名红枣，在中国已有4000年的种植历史，自古以来就被列为"五果"之一。具有益气生津、补脾和胃、解药毒、调营卫的功效。大枣中所含的皂类物质具有调节人体代谢、增强免疫力、抗炎、降低血糖和胆固醇的作用。

糖尿病之历代名方（一）

二丹汤、大补丸

《辨证录》——二丹汤(消渴饮水，时而渴甚，时而渴轻)

用法： 将以下原料混合后，用水煎服。

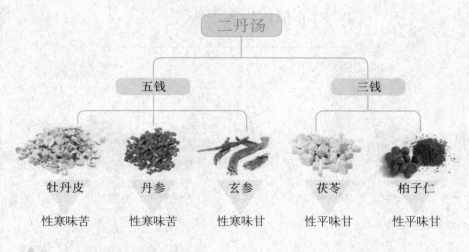

二丹汤

五钱 | 三钱

牡丹皮	丹参	玄参	茯苓	柏子仁
性寒味苦	性寒味苦	性寒味甘	性平味甘	性平味甘

注 一钱约等于十分，即3.125克。

《普济方》——大补丸

主治

真气虚损、下焦伤竭、腰脚疼痛、亡血盗汗、大便自利、小便滑数、三消渴疾、饮食倍常、肌肉消瘦。

用药	一两	·附子（炮，去皮脐） ·远志（去心，姜汁浸，炒） ·厚朴（去粗皮，姜汁炙） ·肉桂（去粗皮） ·赤石脂（煅）	·菟丝子（酒浸软，别研细） ·干姜（炮） ·破故纸（炒） ·巴戟（去心）
	二两	·川椒（炒出汗，去目及闭口者）	

制作方法

上研为末，酒和为丸，如梧桐子大。每服三十丸至五十丸。用温酒、盐汤送下。

用法

补五脏、行营卫、益精髓、进饮食。

糖尿病之历代名方（二）

止渴四物汤、大黄甘草饮子

《叶氏女科》——止渴四物汤

功效：主治产后消渴、饮水不止、液枯火燥之极。

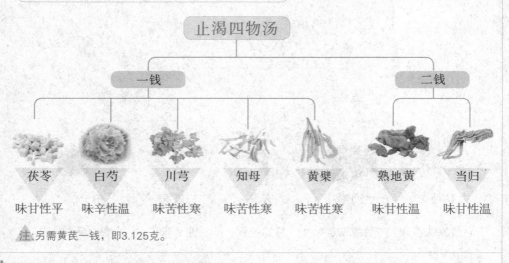

止渴四物汤

一钱

茯苓	白芍	川芎	知母	黄檗
味甘性平	味辛性温	味苦性寒	味苦性寒	味苦性寒

二钱

熟地黄	当归
味甘性温	味甘性温

注：另需黄芪一钱，即3.125克。

《宣明论》——大黄甘草饮子

主治

一切消渴，饮水不止者。

用药	五升	大豆（先煮三沸，淘去苦水，再煮）
	一两半	大黄
	四两	甘草（一两半，大粗者）

用法

　　用井水一桶，将以上药同煮三五时，如稠糨水，稍候大豆软，盛大盆中，放冷。令病人食豆，喝豆汤，不拘时候。脏腑自然清润。如渴尚不止，再服前药。

方论

　　此治中、上二焦消渴之方。大黄能去胃中实热，甘草能缓躁急之势，大豆能解诸家热毒。

注：一升约等于十合，即800克。

糖尿病之历代名方（三）

子童桑白皮汤、无比散

《三因极一方论》——子童桑白皮汤

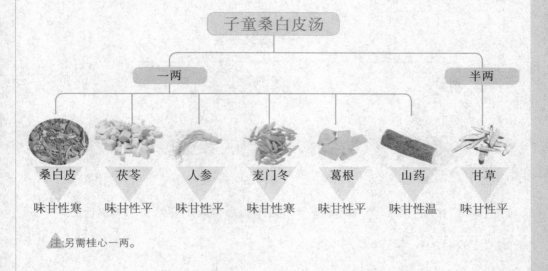

子童桑白皮汤

一两
- 桑白皮　味甘性寒
- 茯苓　味甘性平
- 人参　味甘性平
- 麦门冬　味甘性寒
- 葛根　味甘性平
- 山药　味甘性温

半两
- 甘草　味甘性平

注：另需桂心一两。

《外台秘要》——无比散

主治

消渴。（饮食方面忌猪肉、海藻、菘菜）

用药		
	三两	苦参粉，鹿茸（炙），栝楼，白石脂（研），甘草（炙），黄芪
	五两	黄连（去毛），牡蛎（熬），白龙骨（研）
	八两	土瓜根
	其他	雄鸡肠三具，桑螵蛸三七枚（炙），鸡子黄皮三十具（熬）

用法

上为散。每服六方寸，日二服，夜一服。用竹根十两，麦门冬四两（去心），石膏四两，甘李根白皮三两，以水一斗二升，煮取三升五合，以下前散药。如难服，可取此药汁为丸，一服六十丸，仍用此药汁下之。

糖尿病之历代名方（四）

天花散、地黄生姜煎丸

《仁斋直指方》——天花散

用法： 下为粗末。每服三钱，加粳米百粒，水煎服。

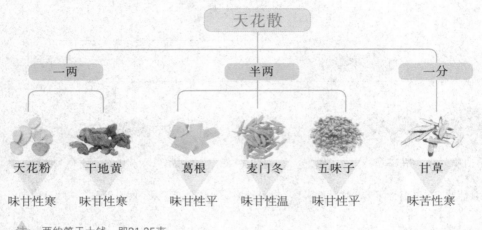

天花散

一两 —— 天花粉（味甘性寒）、干地黄（味甘性寒）

半两 —— 葛根（味甘性平）、麦门冬（味甘性温）、五味子（味甘性平）

一分 —— 甘草（味苦性寒）

注：一两约等于十钱，即31.25克。

《圣济总录》——地黄生姜煎丸

主治

消渴后四肢羸弱，气虚乏。

用药					
	二两	五味子，知母，人参，当归，丹参	一升	生姜汁，牛胫骨内髓
	三两	肉苁蓉（酒浸，切，焙）	二升	地骨皮，胡麻仁
	四两	茯神，甘草，石斛，黄连	三升	生麦门冬汁，生竹根
	五两	栝楼根，萎蕤	五升	生地黄汁

注：另需蜜二斤，即1000克。

用法

先以水一斗五升，煮地骨皮等四味至水四升，绞去滓，下麦门冬、地黄汁再煎五六沸，下蜜、髓、姜汁，再煎至七升为膏，稀稠得所，入前药末和为丸，如梧桐子大。每服三十丸，竹叶汤送下，不拘时候。

糖尿病之历代名方（五）

参苓饮子、土瓜根丸

《卫生宝鉴》——参苓饮子

功效： 生津液，思饮食。

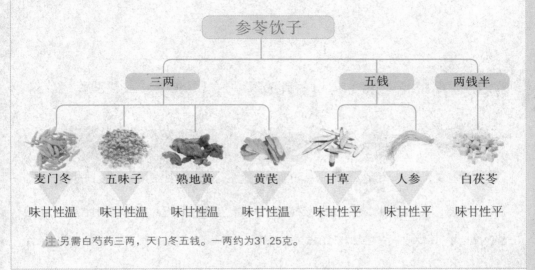

参苓饮子

- 三两
  - 麦门冬　味甘性温
  - 五味子　味甘性温
  - 熟地黄　味甘性温
  - 黄芪　味甘性温
- 五钱
  - 甘草　味甘性平
- 两钱半
  - 人参　味甘性平
  - 白茯苓　味甘性平

注：另需白芍药三两，天门冬五钱。一两约为31.25克。

《太平圣惠方》——土瓜根丸

主治

消渴，饮水过度，烦热不解，心神恍惚，眠卧不安。

用药	三分	土瓜根，知母，泽泻，龙齿，子芩
	一两	栝楼根，麦门冬，苦参，石膏（细研），铁粉（细研），川大黄（锉碎微炒），大麻仁
	其他	鸡子七枚（微炒），金箔五十片（细研），银箔五十片（细研）

用法

捣为末，炼蜜为丸，如梧桐子大。每于食后服三十丸，煎竹叶、小麦汤送下。

糖尿病之历代名方（六）

引龙汤、赤茯苓丸

《辨证录》——引龙汤

主治：消渴，小便甚多，口吐清痰，面热唇红。

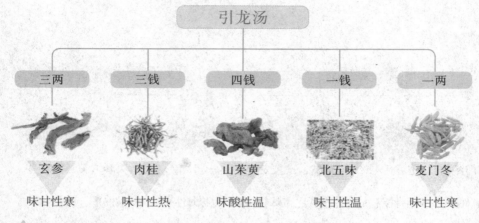

引龙汤

三两	三钱	四钱	一钱	一两
玄参	肉桂	山茱萸	北五味	麦门冬
味甘性寒	味甘性热	味酸性温	味甘性温	味甘性寒

注：一钱约等于3.125克，一两约等于31.25克。

《圣济总录》——赤茯苓丸

主治

久患消渴，小便数，服止小便药多，渴犹不止，小便复涩，两胁连膀胱胀满闷急，心胸烦热。

用药	一两半	·赤茯苓（去黑皮） ·麦门冬（去心，焙）	·桑根白皮（锉） ·防己
	一两	·郁李仁（汤浸，去皮，焙干）	·木香

用法

除郁李仁外将上述药物研为细末，混合后制成丸。

服药

每服三十丸，空腹煎，然后以枣汤送下，至晚再服。

糖尿病之历代名方（七）

人参麦门冬汤、三豆解醒汤

《杂病源流犀烛》——人参麦门冬汤

主治：老人或身体虚弱之人大渴、消渴等症状。

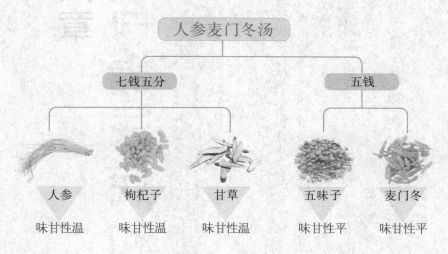

	人参麦门冬汤	
	七钱五分		五钱	
人参	枸杞子	甘草	五味子	麦门冬
味甘性温	味甘性温	味甘性温	味甘性平	味甘性平

注：一钱约等于3.125克，五分约等于1.57克。

《备急千金要方》——三豆解醒汤

主治

因酒患消渴者，症状为头痛呕吐。

用药	一钱	陈皮、木瓜、赤茯苓、半夏
	二钱	黑豆、绿豆、赤小豆、葛根
	其他	苍术一钱半、神曲七分、泽泻五分、干生姜三分

功效

善解酒毒。

第八章

我与糖尿病和平共处

阳光心态是健康生活的开始

患者一旦确诊为糖尿病，不仅身体上会受到疾病带来的痛苦，心理上也承受了不小的压力。由于糖尿病迄今为止还没有找到一个彻底治愈的方法，所以对于患者来说无疑又加重了精神方面和身体方面的双重痛苦。

糖尿病患者的心理治疗之所以如此重要，是因为心理和生理是相互影响的。这种影响既可以对治愈疾病产生良好的效果，也可以起到相反的作用。因为糖尿病属于内分泌疾病，而从中医的观点上来看，情与志正属于其中的一环，因此，学会调理自己的心情，放下思想的负担，对每一位患者而言都是至关重要的。

本章看点

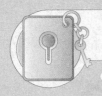

正视糖尿病的遗传特性

intro. 　在对糖尿病的治疗中，重要的是心理治疗，而如何正确对待糖尿病又是心理治疗中的核心内容。因为在现实生活中，很多病人对糖尿病都有一定的认识和了解，但是从心理上却难以接受，不能够正确对待，尤其是不能正确对待自己的病情。

▍乐观向上是治愈糖尿病的根本

　　糖尿病患者在治疗过程中要么对病情表现得满不在乎，既不主动检查，也不主动配合医生治疗，听之任之，得过且过；要么对病情表现得过于在乎，一听说自己患上了糖尿病，就开始怨天尤人、悲观失望，或者紧张焦虑、有病乱投医，使病情得不到积极的治疗和满意的控制。对糖尿病患者来说，对待病情的正确态度应该是：既来之，则安之。心理上既要乐观，也要平静，要积极配合医生的治疗方案，要有能够战胜疾病的信心和勇气。要战胜疾病，就要永远牢记自己是一名糖尿病患者，对待生活的态度要严谨，要有严格的作息时间和规律，既要拿得起，也要放得下，这样才有利于病情的治疗。

▍父母和孩子都应正确理解并接受糖尿病

　　孩子突发1型糖尿病，对父母来说一定是个不小的打击吧。"难道我家孩子……"这种不安的心情可以理解，但是，接受正规的检查与诊断、转换心情、进行合理的治疗才是更重要的。

　　对于1型糖尿病儿童来说，胰岛素的注射是必不可少的。我们不能固执己见，认为"不用注射胰岛素也可以治愈"。因而耽误了孩子的病情。如果不及时就医，病情就会不断地恶化，甚至会引发各类并发症。

　　所以，在日常生活中，我们应正确接纳孩子患有糖尿病的现实，尽早接受治疗，做到合理调节血糖，尽力避免各种并发症的发生。

　　不仅如此，除了父母之外，孩子本人也应该正确地了解糖尿病，这一点是非常重要的。孩子要学会用符合自己年龄的语言来说明"自己得了什么病，必须怎样生活，平时应该如何调节"等，这对孩子以后的成长尤为重要。

　　可能的话，结交几个能够正确理解糖尿病的亲密朋友，周围人的温暖也有利于保持病情的稳定。

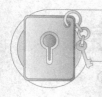

理解就是最大的支持

intro. 糖尿病一旦发病就会伴随一生。但是患者只要调节好血糖，就能跟正常人一样生活。糖尿病患者的心理护理，就是要对病人进行开导、劝慰、说服和鼓励，通过语言及其他形式来影响病人的情绪，使病人能够积极乐观地对待自己的病情，从而使治疗得到满意的效果。

家人的呵护是战胜疾病强有力的后盾

一般来说，糖尿病的发生发展，都和精神因素有着密切的关系。尤其是在病人得知自己患病之后，他们的心理状态往往会发生相应的变化。再加上糖尿病是一种不能治愈的疾病，病人的病情经常都会反复，从而导致其精神状态和心理状态都十分复杂。患了糖尿病的病人，在心理上往往都存在恐惧、疑虑、焦急、不安，甚至绝望等情绪。当病人的情绪处于不良状态时，单靠药物治疗很难奏效。所以，家人的呵护和鼓励在这个时候就变得尤为重要了。几句贴心的安慰往往能给患者带来巨大的勇气，让他们重拾信心！

老年糖尿病患者心理治疗更重要

针对不同糖尿病患者的心理情况，要有针对性地做好心理护理工作。

例如一些患有糖尿病的老年人，由于病程久，渐渐地有了思想包袱，对疾病听之任之，得过且过，不积极配合治疗，随意进食，不按时服药、起居无规律，最后使得病情加重。对待这种情况，家属要细心地对他们关心与爱护，帮助病人对疾病有正确的认识和理解，积极排除干扰，配合医生治疗。

还有一些病情比较严重的糖尿病患者，可能会产生悲观情绪，甚至有轻生的念头。对他们进行治疗时，更要重视他们的心理，充分做好心理上的护理，帮助他们逐渐走出疾病的阴影，树立起对生活的信心。

另外，糖尿病患者的饮食护理也很重要。有的病人不愿意控制饮食，或者不能够自觉控制饮食，这对家属来说可就是一个考验了！这种时候我们不仅要做好他们的饮食规划，而且心理护理也不能松懈，必须要全方位地让病人了解到饮食治疗的必要性，掌握好自己的饮食规律，才能达到控制好血糖的目的。

身体清洁使您远离并发症

intro. 白细胞在和侵入人体的细菌进行抗争的时候,其免疫能力会随着血糖的升高而降低,这样就会引起各种各样的感染。而且,患者一旦感染,胰岛素的功能就会下降,导致病情进一步地恶化,因此陷入不断的恶性循环中。

身体清洁是预防疾病的保护伞

搞好个人卫生对于糖尿病患者是很重要的。糖尿病患者的血液和尿液中的含糖量比较高,再加上血管和神经并发症,极易出现感染,从而影响到对糖尿病病情的控制。严重的话,甚至还有可能造成残疾或者死亡。

搞好个人卫生,必须注意以下几个方面:

① 养成勤洗澡的习惯,保持全身皮肤干净清洁。

② 三餐过后坚持刷牙。刷牙的方法一定要正确,以保证口腔内的卫生。

③ 每天定时清洗外阴,保持泌尿生殖道口的清洁卫生。

④ 每天坚持热水泡脚,保持足部卫生。如果不慎发生了皮肤或者其他部位的感染,应当尽快治疗,防止感染扩散,避免导致严重的创伤面。

口腔卫生和足部护理必不可少

城市中的环境,由于有适合的温度和充足的水分,所以极易滋生各类病菌。因此糖尿病患者在每次就餐之后应认真刷牙,最大限度地控制口腔内细菌的繁殖。

此外,在糖尿病患者中,很容易引发身体多部位的神经障碍。如果不注意脚伤、足癣等细小的伤口,当神经障碍与足部的动脉硬化相结合时,就有可能引起坏疽。

特别是很多患者对自己脚部的创伤都难以发觉,如果放任不管将会变得很严重,甚至会出现截肢的情况。住院治疗的糖尿病患者即使脚部有极小的伤也需接受彻底的治疗。未住院治疗的糖尿病患者,也决不可疏忽大意。

所以在保持身体洁净的同时,为了合理地控制血糖,我们要积极预防各类感染的爆发!

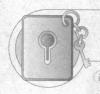

不要拒绝工作的机会

intro. 　和正常人一样，糖尿病患者也能够正常工作。不过应该强调的是，糖尿病患者应该在血糖和病情得到良好控制的情况下去上班。而且一份稳定和力所能及的工作，对于患者是有好处的。

信心的建立来源于日常工作

　　糖尿病患者只有服务于社会，才能够意识到自己仍然是一个有用之人，并且树立起对生活的自信心。因为通过工作：

　　① 患者能够与外界社会保持接触，能够有正常的人际交往机会，能够使他们享受到生活的乐趣，培养起对生活的信心。

　　② 在工作的过程中，患者会付出一定的劳动量和运动量，这有助于他们降低血糖，减轻体重，控制病情。

　　③ 一份稳定的工作能增加患者的收入，减轻他们和家庭的经济压力。

糖尿病患者两类工作不可碰

　　我们虽然鼓励糖尿病患者勇于接受工作的挑战，积极地融入社会，但对于患者本身而言，也要在充分了解自己的身体状况之后做定夺。这其中，有两类工作是完全不适合糖尿病人的。

① 工作经常变更时间，不规律，尤其需要长期性加班

　　这种类型的工作会影响患者日常作息时间，扰乱生活规律，使正常的饮食和服药时间产生波动，从而导致血糖不稳定。

② 高空作业或者职业驾驶员

　　像这样的工作也不适合糖尿病患者，因为这些工作往往处于危险环境之中，一旦患者的病情波动，遇到低血糖或者因为低血糖而昏迷时，就难免危及生命。

　　如果是患有糖尿病并发症的患者，那么在选择职业和工作时就要更加谨慎，尽量避免那些会令并发症加重的工作，对于有眼科疾病的患者来说，就更不适合用眼过度的工作了。

糖尿病患者也能长寿

intro.

根据报道，我国1型糖尿病患者的平均寿命目前是一般人群的80%，2型糖尿病患者的平均寿命大约是一般人群的90%。与几十年前相比，虽然已经有了很大的改善，可是距离我们的期望值还有一定的差距。

坚持治疗就是长寿的保障

一般来说，威胁糖尿病患者寿命的并非糖尿病本身，而是它的并发症。如果糖尿病患者的病情能够得到较好的控制，没有出现并发症，或者并发症程度较轻，那么基本上就能够享受到与非糖尿病患者相同的寿命。对于这一点，糖尿病患者应该对自己有信心。在现实生活中，不少患有糖尿病的病人，在长期坚持正确治疗的条件下，一直活到了80岁，甚至90岁。台湾的陈立夫先生患有糖尿病50多年，可是他却一直活到了103岁。所以说，只要有充分的信心，及和医生积极的配合，那么糖尿病患者是可以和正常人一样享受生活的。

糖尿病患者延年益寿的四大生活准则

对于糖尿病患者来说，关键不在于能不能长寿，而在于如何做才能够长寿。要想健康长寿，病人在治疗的过程中就要坚持这样几条准则：

① 要正确对待糖尿病

心态要始终保持乐观、宽厚、豁达，这是治疗糖尿病的基础。

② 对糖尿病的治疗应保持长期性

一定要坚持正确的饮食、运动和服药，使体重、血糖、血压，血脂和血黏稠度都能够得到良好的控制。

③ 每天对病情进行系统监测

当病情出现波动或者出现并发症时，一定要及时治疗。只要能够做到这些，相信长寿并非难事。

④ 要积极预防和治疗糖尿病的各种并发症

配合医生的治疗，不要在治疗过程中产生抵抗情绪是糖尿病患者应当秉持的原则。特别是糖尿病初期的患者，很容易因焦躁的脾气而延缓治疗，进而引发各类并发症。

四个"避免"，为糖尿病患者出游保驾护航

intro.　糖尿病患者的正常生活不会因疾病而受影响，仍然可以出差、旅游。不过，病人在外出中，需要妥善安排好日常饮食、起居，坚持服药，尽量保持正常的生活规律，不影响到对病情的控制。

糖尿病患者出差旅游四大注意事项

因为糖尿病患者只有每天按时起床、按时休息、按时吃饭，以及按时服药，才能够维持病情的稳定。可是有人在出差或旅游时，生活习惯被打乱了，经常过度劳累，晚睡晚起，这对病人，尤其是对于那些1型糖尿病患者十分不利。

因此我们在出差和旅游中，要严格遵守四个避免：

① 避免大吃大喝

要坚持控制好饮食，不能随意吃喝，也不能酗酒、吸烟，这样才不至于使病情波动。

② 避免过度劳累

如果不得不增加活动量，那么就要对饮食和药物作必要的调整。

③ 避免改变服药次数

在出差和旅游时，也不提倡为了方便而随意改变服药时间和服药次数，并且还要注意对病情的监测，要争取尽早发现病情的变化，以便及时处理。

④ 避免血糖监测出纰漏

在出差和旅游途中，一定要随身携带尿糖和尿酮试纸，如果还有血糖仪的话，就更利于对血糖的监测了。

外出更要关注天气变化

在对糖尿病病情进行控制的过程中，会受到很多因素的影响。首先是天气变化对病情的影响。因为频繁的气候变化需要病人有较强的抵御能力，可是如果病人的病情得不到良好的控制，那么对气候变化的抵御能力就会降低，一旦外界温度条件发生变化，病人就很容易感冒，或者患上其他疾病，从而又影响到对糖尿病病情的控制，因此演变为一种恶性循环。

比如，糖尿病患者在冬天的时候，血糖往往难以控制，因为冬季寒冷，会刺激病人的肾上腺素分泌。同时，肾上腺素又促使肝脏释放储存的糖原，使得肌肉组织减少对糖分的吸收和利用，最后导致血糖升高。

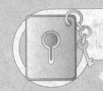

"糖人"困惑——如何调适心理状态

intro.

糖尿病患者在控制病情的过程中,最重要的是心理调适。病人要能够有意识地对自己的情绪进行调节。对情绪的调节重在放松。心情重在平和。病人要经常保持平静乐观的心情,要戒怒、戒忧,不要悲伤,不要焦虑。

别让心情左右病情

一般来说,只要病人能够调节好自己的情绪,控制好自己的心理,能够保持乐观、自信、开朗的态度,那么病情都会得到很好的控制,甚至能够长寿。

当病人心情急躁不安,情绪低落时,应该多安慰、多劝导他们。有的病人对自己的病情不重视,不以为意,在患病之后,既不吃药,也不控制饮食,对疾病听之任之,任性而为。还有的病人一听说自己患上了糖尿病,就日夜担心,情绪一落千丈,对生活的态度日益消极。这些都是不可取的! 要知道,只有保持乐观、积极的心态,才能调动身体的能量,才能够战胜病魔。只有振作起精神,才能够得到有效的康复。

消极情绪是降糖道路上的敌人

对于糖尿病患者的心理康复,可以从中医的整体观念出发,对病情进行观察,对身心进行全面治疗。中医认为,人有七情,即喜、怒、忧、思、悲、恐、惊,这"七情"一旦太过就会使人患病。所以,糖尿病人的家属,以及医治糖尿病的医生,都应该积极努力,帮助病人从郁闷等不良情绪中解脱出来,帮助病人稳定情绪,开阔心胸。只有当病人乐观豁达、心情舒畅了,才能够战胜疾病。

心理治疗的三部曲

心理治疗包括如下几种方式:

① 支持性心理治疗

即通过解释、说理、疏导、安慰等,对病人进行支持性心理治疗,帮助病人消除各种消极情绪反应。

② 认知疗法

即帮助病人对糖尿病有一个基本的了解,消除病人对病情不正确的预测、误解和对病情的错误观念,提高治愈疾病的信心。

③ 行为疗法

通过一些行为疗法技术,帮助病人遵从药物治疗和饮食控制计划。

"糖人"困惑——孩子患了糖尿病，我要怎么办

intro. 　关于糖尿病儿童的生长发育是否会受到影响这个问题，在不同时期曾经有过不同的答案。儿童糖尿病绝大多数都属于1型，这样的孩子终生都需要使用胰岛素进行治疗。

积极配合医生，正视糖尿病的客观存在

糖尿病是一种终生性的疾病，一旦患病，就会伴随孩子一生。所以，当孩子一天天长大，帮助孩子了解糖尿病，让孩子参与到对自己的糖尿病的治疗和管理之中，可以使病情得到良好的控制。孩子在七八岁时，可以开始学习自测血糖和尿酮体。

在这里，作为家长我们应当做到：

① 积极帮助孩子认识和了解合理饮食的重要性

经常向自己孩子讲解糖尿病的相关知识，让他们懂得每天应该吃什么，不应该吃什么，以及每餐饮食的定量标准，逐渐培养孩子控制饮食的能力。

② 家长应该积极与学校的老师配合，帮助孩子认识到体育运动的重要性

针对孩子的情况，与老师一起帮助孩子制订出一套合理的体育锻炼方案。

③ 家长应该逐步教会孩子如何正确使用胰岛素

向孩子逐步灌输胰岛素疗法，不断普及有关糖尿病的防治知识。

与那些没有学习并参与对糖尿病病情管理的儿童相比，这样的孩子在未来的生活中拥有更大的自由，并能终生获益。糖尿病患儿对有关糖尿病的知识和技能掌握得越多，病情就越容易得到控制，由糖尿病导致的一些慢性并发症也能更好地得到缓解。

鼓励孩子多参加糖尿病夏令营

为糖尿病儿童举办夏令营具有非同一般的意义。这是因为糖尿病儿童能够在夏令营中充分体验并享受生活的乐趣，有益于身心健康。由于参加夏令营的都是糖尿病患儿，所以，孩子们彼此之间更容易平等相待，并通过一段时间的共同生活，认识新的朋友，减轻心理上的自卑感，心情开朗，更有利于病情的缓解。

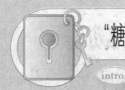

"糖人"困惑——我可以和正常人一样结婚吗

intro.

糖尿病患者只要血糖控制得好，就一样能够正常地生长发育，一样能够正常地学习和工作，一样能够像正常人那样长寿，同时也能够和正常人一样结婚、生育孩子。

糖尿病患者的婚姻应该得到理解与祝福

糖尿病虽说一旦发病则会伴随一生，但是患者只要调节得好，还是可以和正常人一样生活的。

结婚也是如此。但是由于糖尿病患者需要进行饮食疗法和运动疗法，严格控制日常活动，所以必须获得另一方的理解。因此即使会产生误解，也必须告知对方自己患有糖尿病。也可以与主治医生和护士商量，一起努力得到对方及其家人的理解。

结婚后，就会处于一个新的生活环境中，既有令人愉悦的时候，也会有因生活压力过大而情绪低落的时候，所以为迎接新生活应该做什么样的准备，药量是否要与现在相同等问题，最好在结婚前认真咨询主治医生。

女性糖尿病患者怀孕要谨慎

糖尿病患者的新陈代谢紊乱，极易患上糖尿病并发症。对于孕妇来说，糖尿病还可能会影响胎儿的发育，危及胎儿的生命。一旦处理不当，就极有可能导致严重后果。

所以，糖尿病患者尽管可以结婚，但是在生育问题上一定要慎重。事实上，糖尿病对男性患者的生育问题影响不大，主要会对女性患者的生育产生影响。

首先，对女性糖尿病患者来说，可以生孩子，但是不宜多生。因为每次怀孕和分娩都会给患者带来巨大的精神负担和身体负担，而且还存在着风险。

其次，糖尿病患者在打算要孩子的情况下，与其迟生，不如早生，因为患者生孩子越晚，病程就会越长。各类并发症，尤其是肾脏和眼科方面的并发症就会加重，晚生的风险远远大于早生的风险。

再次，准备怀孕时，一定要严格控制好血糖，尤其是在怀孕期间，血糖状态应该达到最佳水平。孕妇可以在怀孕之前利用胰岛素来控制好血糖。

最后，从怀孕到分娩，在整个过程中，一定要密切观察病情，尤其要重视血糖的波动，以便能够顺利产下一个健康的孩子。

"糖人"困惑——降糖药物适合所有的患者吗

intro.

对糖尿病患者来说，不同的病情有不同的治疗方案。例如，1型糖尿病患者需要打针，2型糖尿病患者则不一定需要这样。在降糖药物的使用方面，大约20%的2型糖尿病患者在开始的时候并不需要，只要能够注意合理的饮食和运动规律，一样能够达到满意的治疗效果。

饮食疗法和运动疗法令2型糖尿病患者远离药物

对2型糖尿病患者来说，在初诊时，如果空腹血糖不到150mg/dL，餐后2小时血糖不到250mg/dL，那就证明病人体内的胰岛功能仍然在起作用，那么，病人只要能够控制好饮食、每天加强锻炼，1个月后复查，血糖通常都会明显下降，基本恢复正常值。此时，可以继续进行饮食控制和坚持体育锻炼，不必服药，1个月后再复查看效果。

如果血糖控制仍然不太满意，那么就可以根据情况服用一些降糖药。但是，如果患者一开始血糖就很高（空腹血糖高于6.1mmol/L，餐后2小时血糖高于7.8mmol/L），那就需要及时服用降糖药。当空腹血糖高于200mg/dL，尿中有较多的酮体时，就需要考虑使用胰岛素进行治疗了。

糖尿病患者服药需谨慎

对糖尿病患者来说，并不能够完全了解自身的病情，假如药物使用不恰当，不但不能取得良好的疗效，还可能会导致一些副作用，有的药物副作用甚至能够危及生命。所以，糖尿病患者在口服降糖药时，最好能够咨询医生，并且在医生的指导下进行。

例如格列本脲这种药，它的药性很强，对那些血糖并不高的病人来说，如果过量服用就可能引起低血糖。

而那些不该服用苯乙双胍的糖尿病患者，尤其是肝、肾功能不好，或者年纪太大的糖尿病患者服用了过量的苯乙双胍后，可能会进一步损害肝、肾功能，甚至引起致命的乳酸性酸中毒，从而危及生命。

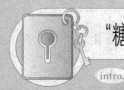

"糖人"困惑——胰岛素注射没有那么麻烦

intro.　治疗糖尿病，胰岛素是不可缺少的治疗手段，绝大多数的糖尿病患者通过胰岛素来控制血糖，它在糖尿病的治疗中，发挥着巨大的作用。

五大人群必须接受胰岛素注射

在糖尿病的治疗中，有一些糖尿病患者需要使用胰岛素进行治疗：

① 1型糖尿病患者

因为不注射胰岛素的话，这类患者很容易发生酮症酸中毒，从而危及生命。

② 口服降糖药失效的2型糖尿病患者

在这里需要特别指出的是那些患病初期，血糖较高，或者体重明显下降甚至消瘦的患者，如果不打胰岛素，不仅不能控制好病情，而且时间长了，还可能会导致一些严重的并发症。

③ 患有比较严重的糖尿病急性并发症的患者

患有糖尿病合并感染、肺结核、酮症酸中毒等症状，以及各种内外妇儿科急症、外伤、手术等病人，他们都需要使用胰岛素进行治疗。

④ 患有比较严重的糖尿病慢性并发症的患者

像中期及中期以上的糖尿病视网膜病变，比较严重的早期肾病以及临床肾病等，为了防治病情的恶化，避免双目失明或者尿毒症的发生，这些病人也需要使用胰岛素进行治疗。

⑤ 患有糖尿病的孕妇

妊娠妇女从准备怀孕时起就要开始注射胰岛素，直到平平安安生下一个健康的孩子为止。

小型闭环胰岛素泵——让治疗简单化

市面上现在出现一种小型闭环胰岛素泵，它的主要特点是：

• 与开环胰岛素泵相比，它只有一个胰岛素输入泵、血糖监测仪和电子计算机。

• 与闭环胰岛素泵相比，它的结构简单，体积较小，便于随身携带，甚至可以埋入皮下，由电池提供动力。

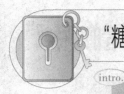

"糖人"困惑——糖尿病教育很重要吗

1995年，世界卫生组织对糖尿病的防治提出了"减轻因为对糖尿病无知而付出的代价"的口号。这一宣传口号，说明了糖尿病教育对于防治糖尿病的重要性。

降低糖尿病死亡率从点滴教育开始

有很多病人在糖尿病得到确诊以前，事实上都已经在不知不觉中患了糖尿病许多年。还有些病人在确诊之时，已经患上了严重的糖尿病并发症，有的甚至快要失明了，或者肾功能衰竭，或者即将截肢。这都是由于对糖尿病的无知所导致的。有不少人在患上了糖尿病之后，依然大吃大喝，毫不重视，结果耽误了治病。还有的人是病急乱投医，盲目听信一些江湖术士的宣传，被假药蒙骗，使病情得不到正确的治疗。所以，只有大力宣传并普及糖尿病的防治知识，尽力让每个人都认识到糖尿病的危害性，懂得糖尿病的预防、检查和治疗措施，才能彻底降低糖尿病的发生率，减少糖尿病患者的致残率和死亡率。

糖尿病前期教育为治疗打好基础

进行糖尿病教育，主要面向的人群是：广大群众、糖尿病高危人群、血糖增高者，以及糖尿病患者。

① 针对广大群众

要让大家了解什么是糖尿病，我国的糖尿病患病率急剧增高的原因，糖尿病对个人、家庭和国家的危害，以及如何防治糖尿病，避免糖尿病流行。

② 针对糖尿病高危人群

加强糖尿病的教育，使他们充分认识到糖尿病的危害，从思想上敲响警钟，及早注意和预防，从而降低糖尿病的患病率。在无法进行全民普及教育的条件下，加强对糖尿病高危人群的教育是一种既省力，又有效的糖尿病预防措施。

③ 针对血糖增高者

要让他们认识到血糖增高的危害性，因为这类人群往往正处于患糖尿病的边缘。只有充分了解糖尿病的症状、监测、预防和治疗方法，才能达到预防的目的，这才是降低糖尿病患病率的有效手段。

⑤ 针对糖尿病患者

要重点普及有关糖尿病患者的心理教育，以及饮食、运动、药物治疗，以及如何监控糖尿病的病情等知识。

"糖人"困惑——注射胰岛素不是1型糖尿病患者的"特权"

intro.

我们刚才已经提到过胰岛素注射具体涵盖的五大人群，当然这其中也包含2型糖尿病患者。特别是那些口服降糖药失效并且患病初期血糖较高，或者体重明显下降甚至消瘦的患者。

胰岛素注射不会导致糖尿病类型的转变

在治疗过程中，有一些糖尿病患者拒绝打胰岛素，因为他们害怕打了胰岛素之后，会从2型糖尿病转化为1型糖尿病。事实上，这是一种误解。

无论是从病因还是从病理上说，1型糖尿病和2型糖尿病只是一种疾病的两种类型而已，它们之间并不可能互相转变。病人属于哪一类型的糖尿病，与打胰岛素并没有关系。病人是否需要打胰岛素，这要根据临床治疗进行决定。

所以，1型糖尿病患者即使不打胰岛素也是1型，如果不打的话，可能就会危及生命。2型糖尿病患者即使打了胰岛素也还是2型，如果不打，那么就不能有效控制血糖，导致严重的后果。

不管怎么说，只要病人需要打胰岛素，就应该立即进行注射，这才是稳定病情的关键。

胰岛素注射为辅，良好控制为主

虽然说糖尿病患者离不开胰岛素治疗，但是并不等于说仅仅依靠胰岛素，我们就能抵抗糖尿病，起到积极的防御效果。因此，想让病情得到良好的控制，首先要求糖尿病患者的生活一定要有规律。每餐的时间、饮食定量、饮食搭配，或是每日的运动时间、运动强度、休息时间，以及每天什么时候吃药打针、吃多少药，等等，都应该养成良好的规律。日常生活如果没有规律，会直接造成血糖的波动，从而影响到病情的治疗和控制。有规律的饮食生活才能有效避免低血糖的发生。

"糖人"困惑——胰岛素不是慢性毒品

intro. 有的糖尿病患者在注射了胰岛素后，体重会增加，于是就误认为注射胰岛素后肥胖是不可避免的。这其实是一种误解。首先，患者肥胖是由于吃得多、消耗少引起的。胰岛素只不过使营养物质不被浪费，得到充分利用而已。

胰岛素不是导致发胖的激素

如果患者能够控制饮食，少吃，多消耗，那么，即使每天注射10瓶胰岛素也不会胖。因此患者在注射胰岛素后，如何避免体重增加才是关键。

① 在需要的情况下，肥胖的糖尿病患者应该积极配合使用胰岛素治疗。

② 当患者在接受了胰岛素治疗后，如果体重增加，就应该重新审查胰岛素治疗的适应证，看看自己的使用是否正确。

③ 注射胰岛素的患者，一定要严格控制饮食、每天合理锻炼、增加运动量，这样才能有效避免体重增加。

④ 为了增强胰岛素的敏感性，减少胰岛素的用量，患者可以适量添加葡萄糖苷酶抑制剂，或者格列酮类降糖药，以达到降低食欲的目的。

四类胰岛素药物——稳中求胜降血糖

胰岛素按作用时间分类，也就是按照开始发挥作用的时间、作用高峰出现的时间以及药物效力的持续时间进行分类，可以分为四大类：

① 短效类胰岛素

外观澄清透明，可供皮下注射、肌肉注射或者静脉注射，作用高峰时间为1~3小时，效力持续时间为5~7小时。

② 中效类胰岛素

可以和短效胰岛素合用，使用的时候各自发挥作用。但这种胰岛素只能皮下注射或者肌肉注射，高峰时间是6~8小时，效力持续时间是16~24小时。

③ 预混类胰岛素

这是把一定比例的短效胰岛素和中效胰岛素预先混合好，以便临床应用。

④ 长效类胰岛素

在与短效胰岛素合用时，每单位可结合0.5~1单位短效胰岛素，形成中效胰岛素。这种胰岛素外观不透明，只能皮下注射，高峰时间为8~12小时，效力持续时间为24小时。

附录1：糖尿病人最关心的13个饮食问题

问题1：糖尿病人进食为什么要细嚼慢咽？

糖尿病人吃饭切忌狼吞虎咽，应该细嚼慢咽。因为这样可以有利于营养物质的消化吸收，还可以让患者降低饮食量。

首先，食物咀嚼的时间越长，唾液中的消化酶分泌越多，可以让食物充分地与唾液混合，为胃肠道的消化吸收减轻负担，同时，延长食物的咀嚼时间，还可以反射性地刺激胃液的分泌。当然，细嚼慢咽也可因延长进餐时间，即使减少食量也可以达到饱腹感，不容易觉得饿。

其次，咀嚼程度的不同，可以影响其营养成分的吸收，细嚼慢咽可以让食物营养成分充分吸收。因为糖尿病患者每天摄入的食物常常是经计算而来的，他们的有效营养成分应该被充分地消化吸收和利用。有研究证明，粗嚼者比细嚼者要少吸收蛋白质13%、脂肪12%。

再者，细嚼慢咽可以降低食欲。当大脑中负责食欲的部位接受从舌头等部位传来的相同的刺激过多时就会变得迟钝，食欲就会降低，从而不再嘴馋，故咀嚼的时间必须长一些才能达到食欲下降的目的。反之，会带来很多不益之处，因为短时间的咀嚼，或者说狼吞虎咽，会让大脑中负责食欲的部位接收到的刺激过少，只能使人胃口大开，很容易造成糖尿病人进食过多仍不觉得饱，造成热量顷刻间过剩，不利于血糖的控制，同时加重胃和胰腺等脏器的负担，时间一长，还容易导致一些疾病的发生。一般来说，人体在咀嚼五分钟后，食欲才能下降。

可见，想要有一个优秀的血糖值，也是可以在咀嚼上下功夫的，细嚼慢咽更利于糖尿病患者。除此之外，对于食欲特别好的病友，不妨进餐时先吃些含脂肪少、体积大的低能菜肴，如凉拌菠菜、烫白菜、大拌菜等借以充饥，让这些食物在胃里占据一定的空间，然后再进主食。

问题2：糖尿病人每日可摄入多少食盐？

盐的主要成分是 NaCl，是人体不可缺少的物质，为人体补充重要的钠离子、氯离子，也是人们日常生活的重要调味品，厨房中餐桌上必不可少的调料。但是多吃盐会给糖尿病患者带来危害，因为：

（1）盐有增强淀粉酶活性的作用，可以促进消化系统对淀粉的消化，还可以促进小肠吸收游离葡萄糖，从而引起血糖浓度增高而加重病情。因此，糖尿病患者需要少盐。

（2）高盐饮食会引起血压升高，加快糖尿病对血管的损害，更容易导致心脑血管疾病发生。因此，对于有心脏病性心脑血管疾病的患者我们提倡低盐饮食。

（3）糖尿病患者合并或已经并发肾功能不全的更应该少吃盐，因为盐摄入过多会导致水液代谢失常，水容易潴留在体内排不出去，同时，全身的代谢废物也就不能很好地通过肾脏随尿液排出体外，对肾脏来说是个极大的负担。

所以，糖尿病人要少吃盐，以清淡的饮食为主，做菜时应少用盐。同时，尽量食用新鲜食物，少吃咸菜、咸鱼、咸蛋等腌渍食物，不选用盐多的烹饪方法如卤、暴腌。烹饪时选用盐较少的一些食物如南瓜、红萝卜、西红柿、黄瓜、韭菜、鲜豆类等。

但是据调查，我国城乡居民平均每日每人盐摄入量为 12 克，约是推荐摄入量的 2 倍，其中农村 12.4 克，城市 10.9 克，北方地区高于南方地区。那糖尿病人每日可摄入多少的食盐呢？其实，人体对钠的生理需要量仅为每日 0.5 克，但是综合人体代谢和丢失的盐，世界卫生组织建议：一般人群每日食盐量为 6 ～ 8 克（约 1 个半小茶匙）；我国"居民膳食指南"提倡每人每日食盐量应少于 6 克。高血压或患有心脑血管病者，美国关于营养和人类需要委员会建议应控制在 4 克，这个标准对我国患者也是适宜的。如果用一个普通啤酒瓶盖装盐，平装满一盖，即相当于 5 ～ 6 克食盐。而糖尿病合并或并发肾功能不全水肿时，钠盐的摄入量应该要更低。

问题3：每日只吃粗粮对糖尿病是否有利无害？

粗粮含有较高的膳食纤维，对身体有一定好处，在某些程度上比细粮好。粗粮的升糖指数较低，可以延缓胃肠道对葡萄糖及其他营养成分的吸收，适当的进食粗粮，能使血糖升高的程度较低，减少血糖的波动。有些糖尿病患者一听说膳食纤维有降糖、降脂、通便的功效，就只吃粗粮，不吃细粮，这种做法就矫枉过正了，是不可取的。

首先，作为主食，无论粗粮、细粮，其含糖量都是非常接近的，在 75% 左右。但是富含膳食纤维的粗粮，如小米、玉米、燕麦、糙米等，能减缓机体对葡萄糖的吸收，因此，摄入同量的粗粮和细粮，餐后转化成血糖的程度和速度是有差异的。对于血糖居高不下的糖尿病患者，用粗粮代替部分细粮是可取的，一定程度上更利于改善高血糖状态。但在通常情况下，选择粗、细粮没有实质上的区别。

其次，粗粮不容易被吸收，如果吃太多含有膳食纤维的粗粮，有可能增加胃肠道的负担，并影响其他营养素的吸收，对于本来就消化不良的人或者合并胃肠道疾病的人来说，时间长了可能造成营养不良。

所以，无论吃什么，都应该适度、平衡，选择主食也要粗细搭配，其比例以 4：6 为最佳。或者根据血糖控制情况、胃肠道消化吸收能力等个体自身情况合理进行摄取。

问题4：糖尿病人可以饮酒吗？

糖尿病人可不可以喝酒？原则上最好不要饮酒，因为酒精除能量外，不含其他营养素，从营养学上来说对身体没有太多益处。长期饮酒对肝脏不利，易引起高三酰甘油血症。

但是我们有时会无可避免地遇到各种饮酒场合，例如酒会、朋友聚会等，遇到这样的情况可以喝酒吗？如果非喝不可，当然也可以少量饮酒，但是，要注意以下几点：

首先，酒精的所含热量值仅次于脂肪的能量。当糖尿病患者饮用时，要将其能量计算在一日所需能量内。

其次，当人体营养状态好时，饮酒可促使血糖升高；饥饿或营养状况欠佳时，饮酒没有升血糖作用，甚至使其下降，发生低血糖。因为肝糖原贮存充足时酒精可促进糖原分解及抑制葡萄糖利用，使血糖升高；肝糖原贮存不足时，酒精使糖异生受阻，易发生低血糖。为了安全起见，糖尿病人血糖偏高或者饥饿时不宜饮酒，用胰岛素或磺胺类药物治疗的糖尿病患者应当禁酒，血糖较稳定时可以少量饮酒。

再者，低血糖的症状很像酒醉后的状态，所以患者饮酒前应提醒身边的人，一旦您不省人事，有可能不是醉酒，而是酒后低血糖昏迷，要及时救助。

有的降糖药物，如磺胺类和双胍类药物，在服用期间是不允许喝酒的。当糖尿病患者伴随有胰腺炎、高三酰甘油血症、神经系统疾病、心脏疾病和肾功能衰竭时，应当绝对禁止饮酒。

饮酒的不良影响还在于打乱和干扰饮食控制计划，使其复杂化及增加执行难度。这一点是患者必须意识到的。因此，每个糖尿病患者在饮酒时都必须保持克制，并加强对血糖监测。

总的来说，糖尿病患者最好不饮酒，特别含酒精较高的烈性酒，如白酒。在某些场合可以以茶代酒。如果病情控制得当，没有以上一些禁忌的情况，可以少量饮用含酒精浓度较低的啤酒、果酒等，并避免空腹饮酒。

问题5：糖尿病人参加运动时应当注意哪些饮食问题？

运动疗法也是糖尿病治疗中"五驾马车"重要的一驾，是一种常用的治疗方法，对于控制血糖、血脂，防治或延缓并发症，以及提高身体素质具有重要的作用。运动还可以保持良好的体型，是患者达到标准体重的途径之一，减少胰岛素抵抗。所以，提倡糖尿病患者在可能的情况下尽量参加体育锻炼。糖尿病患者在运动时在饮食上需要注意以下几个问题：

（1）为保证营养物质的良好吸收，不要在进食后立即进行运动，而要在进食后1～2小时进行。因为支配消化和运动的神经是分开的，在进食后，掌管消化的神经发挥作用，如果这个时候运动，会导致两种神经紊乱，消化不良，也容易出现腹痛。在进食后1～2小时消化开始不那么活跃，而血糖也达到高峰，运动时不宜出现低血糖及其他身体不适反应。

（2）如果运动时间较长，宜在运动前和或运动中途适当进食，以防止运动过程中发生低血糖。但是要注意这种进食是少量的，不宜过多。

（3）根据运动强度和运动持续时间，在运动结束后的 24 小时内可增加进食量。也可以根据运动计划计算当日应该进食热量，安排进食。

（4）使用胰岛素疗法控制病情的患者，在餐前注射一定剂量的胰岛素之后，应尽量避免运动，应遵循进食→运动→注射胰岛素→进食的顺序进行，以防发生意外。

如果您体重超重或肥胖，那么运动消耗的能量可以在确保不发生低血糖的前提下少量补充；如果您的体重在标准体重范围内，不需要控制体重，那么运动消耗的能量从饮食中补偿的原则是消耗多少补充多少，以维持理想体重。

问题6：糖尿病人能不能喝咖啡、牛奶？

糖尿病人可以喝咖啡和牛奶。

咖啡中几乎不含有对糖尿病有害的物质，其中含有的咖啡因还能提神、促进血液循环，对身体有一定帮助。但是注意，糖尿病患者喝咖啡时可以加奶及代糖甜味剂，但是最好不要加蔗糖。

牛奶非常适合糖尿病人饮用。因为牛奶的血糖生成指数较低，为 27.6，不会快速升高血糖。它含的糖主要是半乳糖，半乳糖在身体里面对血糖的影响不是很大，而且其中含半乳糖的量也不是很高。糖尿病人本身可能有蛋白质的流失，饮用牛奶还能够补充蛋白质，此外，它还可以补充钙等微量物质。需要注意的是喝牛奶的时候不宜加糖，可以加甜味剂，也可以什么都不加，购买袋装或盒装牛奶时应选用无糖牛奶。

问题7：糖尿病人可以随意吃海鲜吗？

海鲜主要指鱼、虾、蟹、贝类、牡蛎、章鱼、乌贼等水产动物，其蛋白质含量丰富，在 15% ~ 22%，尤其鱼类蛋白质的氨基酸组成一般较为平衡，与人体需要接近，利用率较高，是非常有利于人体的优质蛋白质。糖尿病人是否可以吃海鲜呢？当然可以，但是也不是随意使用，应注意以下几点：

（1）禁用任何可引起自身过敏的海鲜产品。海鲜是很容易导致人体过敏的食品，对于没有食用过的糖尿病人应注意，一旦出现过敏反应停止食用并及时就医。

（2）一次进食大量海鲜（如吃海鲜大餐，或仅吃海鲜而无其他食物等）是不合适的。海鲜对人体有诸多益处：海鲜富含优质蛋白质且易于消化，其脂肪和碳水化合物含量较低，含量为 1% ~ 10%，且富含不饱和脂肪酸（如金枪鱼），这对于包括糖尿病患者在内的慢性疾病有益。有些海产鱼类富含二十碳五烯酸（EPA）和二十二碳六烯酸，对预防血脂异常和心脑血管疾病有一定作用。鱼油和鱼肝油是维生素 A 和维生素 D 的重要来源。海鲜还含有丰富的锌、硒、铜、碘等微量营养素。但是一次进食大量海鲜还是不合适的，会同时过多摄入脂肪和胆固醇，对身体无益，并可能加重肝肾负担，我国居民平衡膳食指南推荐成人鱼虾类每日摄入量为 50 ～ 100 克。

（3）避免进食虾头、鱿鱼、蟹黄等高胆固醇的食物。

（4）注意烹调卫生，避免进食被污染的或腐败的海产品，以防食物中毒。

（5）海鲜是高嘌呤食物，糖尿病合并高尿酸血症或者痛风的患者不宜食用海鲜。

（6）糖尿病合并肝肾功能障碍的不宜食用海鲜。海鲜含有较高蛋白，分解后的含氮废物会加重肝脏及肾脏负担，加重原有的肝肾损害。

综上所述，只要不存在以上禁忌的糖尿病患者，且严格按照糖尿病治疗的原则制订饮食方案，按规定定量进食，是不需要对海鲜敬而远之的。每周可进食 2 ～ 3 次的海产品，每次吃多少要根据自身情况合理控制，以帮助控制血糖。

问题8：饮酒后为何会出现低血糖现象？

酒后容易出现低血糖，尤其是空腹饮酒。在大量饮酒后，乙醇吸收到血液里，刺激胰腺分泌大量胰岛素，使血糖浓度降低；正常情况下，血糖浓度低的时候，人体就会打开肌肉或肝脏中的"糖库"，让肌糖原和肝糖原分解成葡萄糖，补充血糖。但是在饮酒后，乙醇相当于抢走了"糖库"的钥匙，它迅速进入肝脏抑制肝糖原分解，导致血糖没有及时得到补充，发生低血糖。因为脑功能的维持依赖葡萄糖的功能，一旦发生低血糖即可有脑功能障碍，很容易导致昏迷。空腹喝酒时，乙醇吸收更快更多，更易发生低血糖，因此饮酒前最好吃些食物，且不要喝得太快。糖尿病患者在用胰岛素或口服降糖药特别是磺胺类和双胍类降糖药时最好不要饮酒，因为乙醇可增加降糖药的效果，更加容易导致低血糖发生，易发生危险。而经常发生低血糖的糖尿病人，更容易发生糖尿病并发症。

如果酒后出现心悸、多汗、低体温、脉快有力、昏迷等症状时，要考虑酒后低血糖的可能，不要以为是醉酒就掉以轻心，应及时就医。

大多酒后低血糖经及时补充葡萄糖治疗可以迅速康复，但若低血糖昏迷持续超过 6 小时，患者会因长时间低血糖导致脑水肿、中枢神经损害，遗留不同程度的神经功能损伤，昏迷的时间更长时甚至会发生死亡。

问题9：能否通过食用保健品来治疗糖尿病？

俗话说，是药三分毒。一部分糖尿病患者在通过饮食和运动治疗后还不能使血糖达标时仍不愿意用药，认为糖尿病是慢性疾病，期望可以通过食用保健品来治疗糖尿病，自觉保健品的副作用更小。这种方法是否可行呢？答案是否定的。有一个概念大家必须清楚，没有得到药监局批准的都不算药品，保健品只能算食品，没有任何一种保健品是可以治疗糖尿病的。

事实上，现在很多糖尿病保健品的成分并不明了，其中所谓的良好的降糖效果往往仅是商家的广告语，其中的碳水化合物、蛋白质、脂肪也没有明确标明，不利于患者计算到一日食用热量中。一些糖尿病保健品中还非法添加了低价值的格列本脲、二甲双胍等西药，或一些临床上已经因副作用大而淘汰了的降糖药，服用这些保健品后可能前期会有较好的降糖效果，但长时间服用，会造成肝肾功能的损害，甚至酸中毒，低血糖，危及生命。

食品中有一部分是可以辅助降糖的，但是也不能代替降糖药品的作用。其中苦瓜、南瓜、蜂胶等对糖尿病有一定作用，因为糖尿病归根结底是由于胰岛素的缺乏或相对作用不足，铬离子在治疗糖尿病中具有很重要的作用，而苦瓜、南瓜、纯蜂胶等含有铬离子，可以辅助降糖。

至于中药降糖，效果也有待验证，目前可以肯定的是黄芪、黄连具有一定的降糖作用。而运用中医理论辨证论治处方的汤药降糖作用也并不理想，但是，中药对于治疗糖尿病患者不适症状、缓解并发症和提高生活质量是有较好作用的。

因此，部分食物以及一些保健品在糖尿病治疗中只能起到辅助作用，科学治疗糖尿病还是应该在医生的指导下进行正规治疗。

问题10：糖尿病患者能否在睡前喝牛奶？

很多人，特别是晚上容易失眠的人，都有在睡前喝一杯热牛奶的习惯，喜欢喝上热乎乎的牛奶帮助入睡，因为牛奶中含有"天然舒睡因子"——α乳白蛋白，能促进色氨酸和松果体素的合成，从而调节大脑神经，改善睡眠。但是，糖尿病患者能否睡前喝牛奶呢？

牛奶中的蛋白质和脂肪含量较高，2型糖尿病患者多为中老年人，会同时伴有不同程度的高脂血症、高血压、脂肪肝等，入睡前喝奶吸收迅速，会在不同程度上影响血脂及体重的控制。所以，并不推荐患者睡前喝牛奶。

此外，合并有眼底并发症的糖尿病患者最好少喝牛奶，有专家指出，有一部分糖尿病合并眼病的患者是因为乳糖酶缺乏引起的，而牛奶中含有5%的乳糖。从临床上看，乳糖经人体乳酸酶作用，可分解为半乳糖，如果经常过多摄入牛奶，易使半乳糖沉积附着在眼球晶状体中，影响晶状体的正常代谢而降低透明度，可促使和加速老年性白内障的发生。

再者，牛奶中含丰富的蛋白质和钙，饮用后2～3小时正是肾脏排钙的高峰期，而此时正处于睡眠状态，尿液浓缩，尿中钙浓度比较高，也就容易造成钙与尿中的草酸等物质相结合，生成晶体，形成尿路结石。

患有反流性食管炎的人更是不该在睡前饮用牛奶，因为牛奶中的蛋白、脂肪和糖分等会引起胃酸分泌，在夜间可能会造成胃的损伤。

糖尿病人喝牛奶最好在白天，选用低脂牛奶，每次 200 毫升左右即可。

问题11：咖啡能减低糖尿病的发病率吗？

或许有人听过这样一个报道：在芬兰有研究人员发现，经常喝咖啡的人患 2 型糖尿病的概率较低。据说每天喝 3 ~ 4 杯咖啡的女性，其糖尿病发病率降低了 29%；每天喝 10 杯以上的女性，其糖尿病发病率降低了 79%。而每天喝 3 ~ 4 杯咖啡的男性，糖尿病发病率降低了 27%；每天喝 10 杯以上的男性，发病率降低了 55%。根据研究结果推测，咖啡中含有镁，镁有提高胰岛素敏感性的作用，从而有预防 2 型糖尿病，降低血糖的功能。

那到底喝咖啡能不能预防糖尿病呢？

当然这个报道只是在芬兰做了这样的一个统计，其实并不能真的证明喝咖啡就是可以降低糖尿病发病率，因为该研究并没有说明排除了其他因素。此外，西方国家长期以来一直都有喝咖啡的习惯，尤其芬兰，是咖啡消耗量最高的国家之一，但目前也没有芬兰糖尿病患病率偏低的相关权威说法。

所以，大家不要因为有这样的报道贸然效仿，至少，在现在医学上还没有得出喝咖啡能防治糖尿病的权威说法。专家指出，无论任何人群，喝咖啡应该适可而止，喜欢喝咖啡的正常人每天也不要超过 3 杯。因为虽然咖啡本身并没有发现什么不良反应，但是咖啡中含有的咖啡因具有很强的利尿作用，如果长期且大量喝咖啡，容易造成钙质流失，引发骨质疏松症；而且很多血糖控制欠佳的糖尿病病人表现出多尿多饮的症状，加上咖啡的利尿作用，可能导致更加明显的尿量增多和口渴。咖啡因还可以兴奋交感神经，增加心脏的做功。同时，咖啡中的镁含量并非很高。所以，靠喝咖啡补充镁来预防糖尿病不是一种理想的方法。

问题12：多吃木糖醇对糖尿病有何影响？

木糖醇是从白桦树和橡树等植物中提取出来的一种天然植物甜味剂，它吸收率极低，在体内代谢过程中不需要胰岛素的参与，产生少量的热量，可用作糖尿病人专用食品的糖代品。与普通蔗糖相比，木糖醇不容易被微生物发酵产生酸性物质，所以能减少龋齿菌和齿垢的产生，对预防龋齿有一定的功效。

鉴于木糖醇的以上诸多优点，许多人在心理上认为木糖醇热量低，于是很多糖尿病患者无论吃木糖醇口香糖，还是吃其他木糖醇食物的时候都没有节制。

实际上，木糖醇吃多了也会发胖，因为即使木糖醇热量很少，进食过多后仍然会提供一定热量，糖尿病患者容易忽略不计，从而导致热量摄入过多。

木糖醇和葡萄糖一样，都能在人体内氧化分解后释放出热能。木糖醇在代谢初期，可能不需要胰岛素参与，对血糖几乎没有影响，但在代谢后期，则需要胰岛素的促进。进食木糖醇后，对正常人血糖升高的幅度和速度都低于葡萄糖和蔗糖，但糖尿病病人一旦摄入多了，也会造成血中三酰甘油升高，引起冠状动脉粥样硬化。

过量摄取木糖醇还可能导致腹泻。从理化性质来讲，木糖醇是偏凉的，它不被胃酶分解，直接进入肠道，吃多了对胃肠会有一定刺激，引起腹部不适、胀气、肠鸣。由于木糖醇在肠道内吸收率不到 20%，容易在肠壁积累，易造成渗透性腹泻。木糖醇口香糖中含有的木糖醇量不是很高，仅仅是嚼嚼口香糖问题不会太大，但如果吃大量的其他木糖醇食品，就需要注意用量了。

所以，营养师们提醒，以中国人的体质，一天摄入木糖醇的总量不能超过 50 克。

问题13：糖尿病患者进食坚果多多益善吗？

研究表明，女性适量地进食一些坚果类食物可以预防 2 型糖尿病的发生。

我们日常生活中会接触到很多种坚果，有花生、瓜子、榛子、核桃、杏仁、松子等，也包括花生酱等衍生食品。这些食物中含有的不饱和脂肪酸、纤维素和镁可以改善人体中胰岛素的分泌及胰岛素对糖的分解，减轻胰岛素抵抗，增强胰岛素的功能，从而达到预防和控制血糖升高的作用。但是，在提倡多吃坚果的同时，还必须注意：糖尿病患者进食坚果也不是多多益善的，对量的控制也要把握好。

坚果类食物往往富含植物性脂肪，也是高热量食物，过多食用会使能量过剩，体重增加，反而导致糖尿病的发生，不利于血糖的控制。所以，为避免摄入总热量的增加，建议将坚果作为精制谷物（如蛋糕）或红肉（猪肉、羊肉、牛肉）的替代品。在食用坚果时要注意适量，一般每周吃 100 ～ 120 克比较合适。但是进食量也要因人而异，在进食时应该计算当日的总热量和脂肪应摄入量，将坚果的热量换算到总热量和脂肪摄入量中，这样才能保证健康饮食。

附录2

在化验单的数值中看健康

　　无论是糖尿病还是其他疾病，我们都是可以通过早期的健康检查来加以预防的。所以，怎样才能避免疾病的发生，或是怎样才能在疾病发展初期就得到最有效的治疗，最简单的方法莫过于健康检查了。以下我们列举了一些体检中的必查项目，希望这些数值能为您提供参考。

　　注：有关糖尿病患者的必查项目，我们用粉色的色块加以说明。

	标准值	检查目的	异常结果下可能会引发的疾病
物理检测 **BMI**	18.5 ~ 25.0	BMI主要是关于身高与体重的测量项目，通过以下的公式来检查自己的体重是否在正常范围内。 体重（kg）÷身高（m）÷身高（m）	● 高血压 ● 糖尿病 ● 血脂异常
生理机能检测 **血压**	·收缩压（男性41~45岁） **124mmHg** ·舒张压（男性41~45岁） ·**81mmHg** ·收缩压（女性41~45岁） **122mmHg** ·舒张压（女性41~45岁） **78mmHg**	测量血压主要是检查心脏供血能力是否出现异常	● 高血压 ● 糖尿病 ● 心血管疾病
生理机能检测 **心电图**	———	心电图是通过记录与心脏搏动有关的电位变化来判断心脏是否正常	● 心囊炎 ● 心房或心室肥大 ● 心肌梗死
生理机能检测 **视力**	1.0以上	检查眼睛在什么样的程度下可以看清物体	● 近视 ● 远视 ● 白内障
生理机能检测 **眼压**	10 ~ 21mmHg	检查眼睛内部压力是否出现异常	● 青光眼 ● 高眼压

	标准值	检查目的	异常结果下可能会引发的疾病
生理机能检测 **眼底**	———	眼底检查主要是通过对视网膜内血管的检测来了解脏器内部的血管情况	● 糖尿病性高血压 ● 糖尿病视网膜病变
生理机能检测 **听力**	———	听力主要是测量声音方面是否出现异常	● 神经衰弱 ● 心血管疾病
生理机能检测 **肺活量**	·成年男子 3500～4000mL ·成年女子 2500～3000mL	肺活量主要检测胸腔壁的扩张与收缩的宽舒程度	● 头痛 ● 头晕 ● 胸闷 ● 精神萎靡 ● 注意力不集中
血脂检查 **总胆固醇**	·成人胆固醇 2.86～5.98mmol/L （110～230mg/dL） ·儿童胆固醇 3.12～5.20 mmol/L （120～200mg/dL）	胆固醇是脂肪在血液中存在的一种形式，胆固醇过高易引起动脉粥样硬化	● 动脉粥样硬化 ● 糖尿病 ● 高脂血症 ● 高血压
血脂检查 **三酰甘油**	正常的三酰甘油水平： ·儿童 < l00mg/dL （1.13mmol/L） ·成人 < 150mg/dL （1.7mmol/L）	三酰甘油是一项重要的临床血脂测定指标	● 胆结石 ● 胰腺炎 ● 高血压 ● 肝炎 ● 老年痴呆
血脂检查 **高密度脂蛋白–胆固醇**	·正常参考值： 1.16～1.55 μ mmol/L	高密度脂蛋白胆固醇对冠心病的临床诊断具有重要的参考价值	● 冠心病

	标准值	检查目的	异常结果下可能会引发的疾病
血脂检查 **低密度脂蛋白-胆固醇**	**60 ~ 140mg/dL**	低密度脂蛋白-胆固醇的浓度越高，动脉硬化的发病风险则越大	● 动脉硬化 ● 冠心病 ● 糖尿病
血液检查 **空腹血糖**	**70 ~ 110mg/dL**	空腹血糖是用来检测餐前血糖浓度是否有异常的重要指标	● 糖尿病
血液检查 **HbA1c**	**4.3 ~ 5.8**	糖化血红蛋白是用来检测最近1~2个月内血糖状态的指标	● 糖尿病
血液检查 **红细胞计数**	红细胞正常值为： ·成年女性 **3.5 ~ 5.0 × T/L** ·成年男性 **4.0 ~ 5.5 × T/L** ·新生儿 **6.0 ~ 7.0 × T/L**	红细胞计数是用来检测血液中红细胞的数目是否出现异常的重要指标	● 贫血 ● 心肺功能疾病 ● 血管内溶血 ● 血管外溶血
血液检查 **白细胞计数**	$(4.0 \sim 10.0) \times 10^9/L$	主要检查血液中所包含的白细胞个数	● 流感 ● 肝炎 ● 流行性腮腺炎 ● 败血症
血液检查 **血色素**	·成年男性 **13.5 ~ 17.6g/dL** ·成年女性 **11.3 ~ 15.2g/dL**	主要用来检测红细胞中血色素的含量是否过低	● 贫血

	标准值	检查目的	异常结果下可能会引发的疾病
血液检查 **血小板计数**	100×10^9/L ~ 300×10^9/L	单位体积血液中所含的血小板数目	● 急性白血病 ● 脾功能亢进 ● 再生障碍性贫血 ● 急性放射病
血液检查 **C反应蛋白**	正常参考值≤10mg/L	是反应炎症感染和治疗效果的良好指标	● 感染 ● 癌症
血液检查 **粒细胞**	正常参考值 ·成年男性 （0.10）– 0.7 × 10^9/L ·成年女性 （0.10）– 0.65 × 10^9/L	胞质中有特殊染色颗粒，根据颗粒对染料进行选择性分类	● 糖尿病酸中毒 ● 肾功能亢进 ● 慢性鼻窦炎 ● 流感 ● 肾病综合征
血液检查 **血小板压积**	——	表示单个血小板的平均容积	● 肿瘤 ● 溶血 ● 血小板增多
血液检查 **血红蛋白**	·成年男性 120 ~ 160g/L ·成年女性 110 ~ 150g/L	是高等生物体内负责运载氧的一种蛋白质	● 慢性肾上腺皮质功能减退 ● 尿崩症 ● 甲状腺功能亢进
血液检查 **单核细胞相对百分比**	——	诱导淋巴细胞的特异性免性反应	● 病毒性肝炎 ● 败血症 ● 甲亢 ● 心内膜炎 ● 白血病 ● 肺结核

	标准值	检查目的	异常结果下可能会引发的疾病
血液检查 **平均血小板体积**	——	用于判断骨髓造血功能变化及出血倾向	●巨幼细胞性贫血 ●急性溶血 ●急性化脓性感染
血液检查 **血小板分布宽度**	正常参考值为： 0.09～0.18	反映血液内血小板容积变异的参数	●血小板减少
血液检查 **尿素氮**	成人空腹尿素氮为： 3.2～7.1mmol/L	尿素氮是检测肾功能的重要指标	●慢性肾功能衰竭 ●肾小球肾炎 ●牙龈出血 ●解质紊乱 ●代谢性酸中毒 ●流感
血液检查 **肌酐**	正常参考值为： ·成人男性 5.3～16mmol/d ·成人女性 7.0～18mmol/d	测定肌酐可探知肾脏的排泄功能是否出现紊乱	●肢端肥大症 ●巨人症 ●糖尿病 ●感染 ●甲状腺功能降低
血液检查 **尿酸**	磷钨酸还原法 ·成人男性 149～416umol/L ·成人女性 89～357umol/L	体内嘌呤的代谢物	●饮酒过量 ●糖尿病 ●痛风 ●肾炎 ●铅中毒
大便检查 **便潜血**	阴性（－）	检测大便是否带血	●大肠癌 ●痔疮

	标准值	检查目的	异常结果下可能会引发的疾病
画像诊断 **B超**	——	通过超声波对子宫、卵巢等生殖器官进行检查	● 子宫肌瘤 ● 子宫纤维瘤 ● 子宫癌 ● 子宫内膜癌 ● 卵巢囊肿 ● 卵巢癌
画像诊断 **腹部黑白B超**	——	查测肝脏、胆囊、胰腺、脾脏、肾脏是否有病变发生	● 脂肪肝 ● 肝硬化 ● 肝胆结石
画像诊断 **X光检查**	——	通过对胸部照射X线，检查呼吸器官是否出现异常	● 肺炎 ● 肺结核 ● 肺癌
尿液检查 **尿酮体**	阴性（ － ）	酮体是用来检测体内脂肪代谢是否完全的指标	● 糖尿病
尿液检查 **尿糖**	阴性（ － ）	检查尿中是否含糖	● 糖尿病
尿液检查 **尿红细胞**	阴性（ － ）	检查尿液中是否含有血	● 尿路结石 ● 肾脏发炎 ● 泌尿系统癌症
尿液检查 **胆红素**	阴性（ － ）	检查尿中是否含有胆红素	● 胆道阻塞 ● 肝脏疾病

	标准值	检查目的	异常结果下可能会引发的疾病
血液检查 **谷丙 转氨酶**	正常参考值: 5.0～49.0U/L	谷丙转氨酶是用来检测肝细胞是否受损的指标	● 病毒性肝炎 ● 中毒性肝炎 ● 胆囊炎 ● 肝硬化 ● 肝癌
血液检查 **谷草 转氨酶**	正常参考值: 0～40U/L	谷草转氨酶主要用来检测肝功能是否受损	● 乙肝 ● 肝硬化 ● 脂肪肝
血液检查 **总蛋白**	正常参考值: ·成年男性 68～82g/L ·成年女性 67～81g/L	总蛋白主要用来检测肝脏功能、肾脏功能是否出现异常	● 骨髓瘤 ● 巨球蛋白血症
血液检查 **球蛋白**	正常参考值: ·20～30 g/L	球蛋白是用来检测免疫系统是否正常的指标	● 慢性肝炎 ● 肝硬化 ● 肝癌
血液检查 **碱性 磷酸酶**	正常参考值 ·成年男性 40～150U/L ·成年女性 40～150U/L	碱性磷酸酶是用于骨骼、肝胆系统疾病的诊断	● 佝偻病 ● 软骨病 ● 骨恶性肿瘤 ● 肝硬化 ● 肝癌
血液检查 **乳酸 脱氢酶**	·血清 100～300U/L ·尿 560～2050U/L ·脑脊液含量为血清的1/10	一般用来配合其他检查项目一起使用	● 心肌梗死 ● 肺栓塞 ● 肝脏损伤 ● 肌肉发育不良 ● 白血病 ● 贫血 ● 癌症